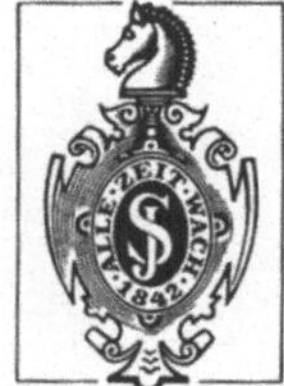

Roland Schmoker

Die funktionelle Unterkieferrekonstruktion

Experimentelle Grundlagen und klinische Erfahrungen

Mit einem Geleitwort von M. E. Müller

Mit 79 Abbildungen

Springer-Verlag Berlin Heidelberg GmbH

Dr. Dr. ROLAND R. SCHMOKER
Spezialarzt FMH für Plastische
und Wiederherstellungs-Chirurgie
Lindenhofspital
CH-3012 Bern

Dieses Buch entstand in Zusammenarbeit mit der Abteilung für Kiefer-
und Gesichtschirurgie der Universität Basel sowie der Abteilung für Plastische und Wiederherstellungschirurgie, der Abteilung für Experimentelle Chirurgie, der Klinik für Nutztiere und Pferde und dem Labor für
Knochenhistologie des Anatomischen Instituts der Universität Bern. Die
Arbeit wurde unterstützt durch den Förderungsfonds der Arbeitsgemeinschaft für Osteosynthese sowie durch den Schweizerischen Nationalfonds.

ISBN 978-3-662-06651-5

CIP-Kurztitelaufnahme der Deutschen Bibliothek
Schmoker, Roland: Die funktionelle Unterkieferrekonstruktion : experimentelle Grundlagen u.
klin. Erfahrungen
Roland Schmoker. Mit e. Geleitw. von M. E. Müller.

ISBN 978-3-662-06651-5   ISBN 978-3-662-06650-8 (eBook)
DOI 10.1007/978-3-662-06650-8

2124/3130-543210

Geleitwort

Die Arbeitsgemeinschaft für Osteosynthesefragen (AO) hat seit 1958 die biomechanischen und experimentellen Grundlagen der operativen Frakturbehandlung erarbeitet. Als beste Voraussetzung zur Wiedererlangung der vollen Funktion einer gebrochenen Extremität erwies sich die sofortige schmerzfreie Bewegungstherapie, die durch eine stabile Osteosynthese ermöglicht wird. Dieselben Grundsätze wendete Roland Schmoker 1972/73 nach Entwicklung einer dreidimensional verbiegbaren Platte und eines ausgeklügelten Instrumentariums zunächst bei Trümmerfrakturen des Unterkiefers an.

Um seine Platte auch nach ausgedehnten Tumorresektionen einsetzen zu können, ergänzte er sie mit Kiefergelenkprothesen und Verankerungselementen zur Fixation eines Zahnersatzes. Diese neuartigen Implantate unterzog er einer experimentellen Prüfung der Funktionsstabilität vorerst an 6 Schafen und fand dann im Minipig ein Tier mit menschenähnlicher Kieferform und entsprechender Kaufunktion. So untersuchte er in der Folge an 37 Minipigs nach ausgedehnten Kieferresektionen ohne zusätzlicher Knochentransplantation die Knochenneubildung mit polychromen Sequenzmarkierungen und Gewichtzunahme. Als vergleichbare Kontrollgruppe dienten ihm 7 nicht operierte Tiere.

Diese tierexperimentellen Untersuchungen ermöglichten ihm, sowohl Implantate und Instrumentarium fortlaufend zu verbessern, als auch die Indikation der intra- und extraoralen Verfahren zu präzisieren. Damit wurden Voraussetzungen geschaffen, um diese Methode nach Tumorresektionen beim Menschen anzuwenden. Die beim Tier geprüften Verankerungselemente für den Zahnersatz sind aber beim Menschen noch nicht eingesetzt worden, so daß das Buch diesbezüglich kein abschließendes Urteil abgeben will.

Die vorliegende Monographie, die mit dem Förderungsfonds der AO und dem Nationalfonds unterstützt wurde, stellt einen wesentlichen Beitrag zur Frage der Rekonstruktion von Unterkieferdefekten nach Trümmerfrakturen und Tumorresektionen dar. Die Arbeit von Roland Schmoker ist in experimenteller Hinsicht relevant und enthält zahlreiche neue Ideen. Sie zeichnet die wissenschaftlich-experimentellen Grundlagen des jetzt schon weitverbreiteten Operationsverfahrens der stabilen Osteosynthese am Unterkiefer auf. Sie vermittelt dem Kieferchirurgen auch wertvolle praktische Hinweise für seine operativen Eingriffe und neue Gedanken für weitere Forschungen.

V

Für die hervorragende Bebilderung und die übersichtliche Darstellung ist dem Autor wie dem Verlag zu gratulieren.

Bern, im März 1986   MAURICE E. MÜLLER

Inhaltsverzeichnis

Einleitung

Ein knöcherner Unterkieferdefekt kommt vor nach Trauma, insbesondere Schußverletzung, nach Resektion von Tumoren, bei entzündlichen Prozessen und Radionekrose. Führt der Defekt zu einer Kontinuitätsunterbrechung der knöchernen Unterkieferspange oder zu einem Verlust des Kiefergelenks, so können sich einschneidende Folgen wie Verlegung der Atemwege, Erschwerung der Nahrungsaufnahme, Beeinträchtigung der Sprache, fehlende Speichelretention und schwerwiegende ästhetische Einbußen ergeben. Diese treten unmittelbar oder sekundär infolge Abweichens der Kieferstümpfe bei der narbigen Abheilung auf, wobei der Narbenzug den Mundraum bis zum Vorfall der Zunge einengen kann.

Die kausale Therapie dieser Folgezustände besteht in der Instandsetzung der Unterkieferfunktion durch:

1. Wiederherstellung der Kontinuität des Unterkieferkörpers,
2. Ersatz des Kiefergelenks,
3. Verankerung des Zahnersatzes.

Die *Wiederherstellung der Kontinuität des Unterkieferkörpers* in Form, Steifigkeit und Belastbarkeit führt zur Funktionsstabilität. Damit bezeichnen wir ganz allgemein jene bewegungs- und unter Umständen belastungsstabile Verbindung von Frakturen und Defekten, die sekundäre Folgen einer temporär eingeschränkten Funktion vermeidet (Verminderung der Gelenkbeweglichkeit, Ankylose, Dystrophie, Osteoporose). Ähnlich wie in der Extremitätenchirurgie gewinnt heute auch in der Chirurgie am Unterkiefer die frühe Funktionsaufnahme an Bedeutung. Ein Großteil der Veröffentlichungen über Hilfsmittel zur Stabilisation der Kieferstümpfe und die Techniken der Verankerung am Knochen entsprechen unseres Erachtens jedoch nicht den in der Extremitätenchirurgie entwickelten Grundsätzen der funktionsstabilen Fixation. In vielen Fällen erfordern die verwendeten Fixationsmittel beispielsweise eine längerdauernde Ruhigstellung des Unterkiefers mittels intermaxillärer Fixation (Immobilisation des Unterkiefers am Oberkiefer als Schiene). Diese Immobilisierung beeinträchtigt praktisch alle Unterkieferfunktionen. Der fehlende funktionelle Reiz kann zudem zur Resorption eines zur Überbrückung des Knochendefekts eingesetzten Knochentransplantats führen. Ohne Knochentransplantate läßt sich auch mit den heute üblichen Osteosyntheseplatten keine ausreichend stabile Überbrückung erzielen. Dies ist bedingt durch die Plattendimension, der wegen ausreichender Verformbarkeit der Platte, Vermeidung von „stress protection" am Knochen, Verhütung von Druckstellen an der darüberliegenden

Schleimhaut und ästhetisch störender Konturdeformität des Gesichts Grenzen gesetzt sind.

Die Dimensionierung der Osteosyntheseplatten beruht auf dem Stabilisierungsprinzip der Fraktur unter Kompression, so daß bei Belastung der Hauptteil des Kraftschlusses durch die aufeinandergepreßte Frakturfläche geht. Fehlt die dazu notwendige knöcherne Abstützung, so muß der Kraftfluß vollständig vom defektüberbrückenden Implantat als Kraftträger übernommen werden. Dafür erweisen sich Osteosyntheseplatten als zu wenig stabil. Die ungenügende Stabilität zeigt sich im Auftreten von Implantatlockerung bei beginnender kaufunktioneller Inanspruchnahme und in einer Fehlstellung der Kieferstümpfe bei Kontraktur des Narbengewebes.

Zum *Ersatz des Kiefergelenks:* Ein Verlust des Kiefergelenks kommt nur selten vor; tritt er jedoch auf, führt der Defekt zu einer narbigen oder knöchernen Ankylosierung. Der Gelenkersatz bietet chirurgisch Schwierigkeiten durch die enge Nachbarschaft größerer Gefäße, der Jochbeinwurzel und des Geflechts des N. facialis. Zudem stellt die Verankerung einer Prothese im schlanken Gelenkfortsatz den Operateur vor schwierige Aufgaben. Die heute noch ungelösten Probleme sind zum großen Teil ebenfalls durch die ungünstige Gestaltung der in Gebrauch stehenden Prothesen verursacht.

Die *Verankerung eines Zahnersatzes* ist in allen Fällen von ausgedehnten Unterkieferdefekten problematisch. Besondere Probleme bei der Wiederherstellung der Kaufunktion bietet dabei der zahnlose Unterkiefer, da die fehlende Retention eine Stabilisierung der Zahnprothese unmöglich macht. Bei einem Restzahnbestand kann es durch Überbeanspruchung zu dessen Lockerung kommen.

Die Anforderungen an eine temporäre oder permanente Fixation der Kieferstümpfe bei Vorliegen eines Unterkieferdefekts haben gewissen Bedingungen zu genügen: Stabilität unter funktioneller Belastung, Retention der Kieferstümpfe in anatomisch korrekter Stellung sowie Möglichkeit zur Durchführung einer Knochentransplantation bei einem primären oder sekundären Eingriff. Weiter sollten sich die zur Stabilisation verwendeten Hilfsmittel für einen universellen Gebrauch in alle Richtungen verformen lassen. Die Forderung nach einer ungehinderten Revaskularisation von Knochentransplantaten und nach Vermeidung von Druckstellen in der darüberliegenden Haut oder Schleimhaut setzen der Implantatdimension Grenzen. Eine nahe Aneinanderreihung der Verankerungselemente garantiert eine Fixation auf engstem Raum.

Um diesen Anforderungen gerecht zu werden, begannen wir 1973 in enger Zusammenarbeit mit dem Konstrukteur, Herrn Dr. R. Mathys, und mit Unterstützung durch Herrn Prof. Dr. Dr. B. Spiessl und Herrn Prof. Dr. H. Tschopp nach den Prinzipien der AO (Arbeitsgemeinschaft für Osteosynthesefragen) eigene Hilfsmittel zur Unterkieferrekonstruktion zu entwickeln.

Es handelte sich um eine dreidimensional biegbare Rekonstruktionsplatte (3-DBRP), eine Kondylusprothese, eine Rekonstruktionsplatte mit Gelenkkopf sowie Verankerungselemente für Implantatpfeiler. Die Untersuchung der vorliegenden Problematik und der entwickelten Implantate erfolgte auf tierexperimentellem Wege. An einigen ausgewählten Fällen sollen diese Erfahrungen bei der klinischen Anwendung dargelegt und diskutiert werden. Eine konsekutive

2

Kasuistik von 21 während 4 Jahren in der Abteilung für Plastische und Wiederherstellungschirurgie (Leiter: Prof. Dr. H. Tschopp) an der Viszeralchirurgischen Universitätsklinik Bern (Leiter: Prof. Dr. R. Berchtold) operierten Fällen zeigt, daß eine funktionelle Unterkieferrekonstruktion dank der Tendenz zur Erhaltung des Gelenks und einer Unterkieferspange insgesamt zwar einen seltenen Eingriff darstellt, für den betroffenen Patienten bezüglich Morbidität und Vermeidung einer Invalidisierung jedoch von ausschlaggebender Bedeutung ist.

1 Geschichtlicher Überblick

Erste Berichte über eine Unterkieferteilresektion erschienen 1821 von VON GRÄFE [43] und 1823 von DEADERICK [32]. BERGENFELDT [8] beschrieb 1929 die schwerwiegenden Folgen nach ausgedehnteren Resektionen, besonders, wenn die Kinnpartie mitentfernt werden muß. Die Zunge fällt mit dem Verlust ihrer Aufhängung am Kiefer zurück und verlegt die Atemwege. Weiter kommt es durch Muskelzug zum Abweichen der Stümpfe nach medial und dorsal und zusätzlich zu einer Rotation in der Frontalebene, so daß die Zähne nach lingual kippen; Narbenzug führt zu einer weiteren Raumverminderung in der Mundhöhle mit der Folge, daß schließlich die Zunge nach außen vorfällt. Zur Stabilisation der Kieferstümpfe mit oder ohne Knochentransplantation fanden in der Klinik Drahtligaturen, Spickdrähte, Metallgitter und Platten Verwendung.

Spickdrähte und Nägel [5, 55, 62, 63, 65, 66, 124, 136] dienten zur Fixation eines transplantierten Knochenspans (Abb. 1), zur Stabilisierung der Kieferstümpfe und zur Aufhängung der Weichteile. Die Stabilisation erfolgte nach Hemimandibulektomie durch Abstützung in der Gelenkpfanne (Abb. 2, 3 und 4), nach Unterkieferteilresektion durch Interposition zwischen die Kieferstümpfe (Abb. 5−8).

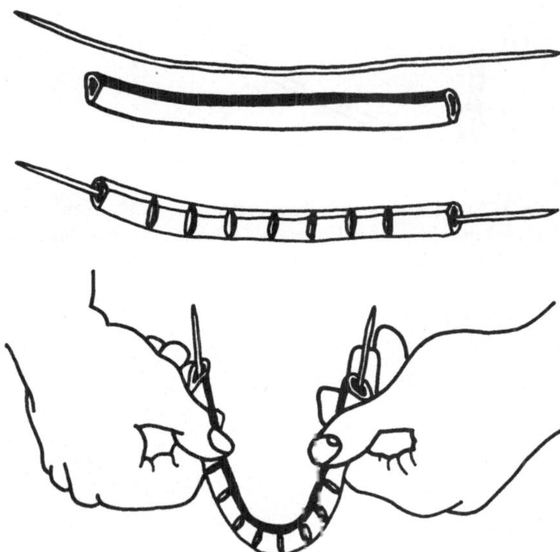

Abb. 1. Fixation eines Knochentransplantats mit einem Spickdraht: ein Rippenspan wird, nach keilförmiger Schwächung an mehreren Stellen, durch Einbringen von 1−2 Spickdrähten in die richtige Form gebogen und mit deren Hilfe gleichzeitig in den Kieferstümpfen verankert. (Nach MILLARD et al. [65])

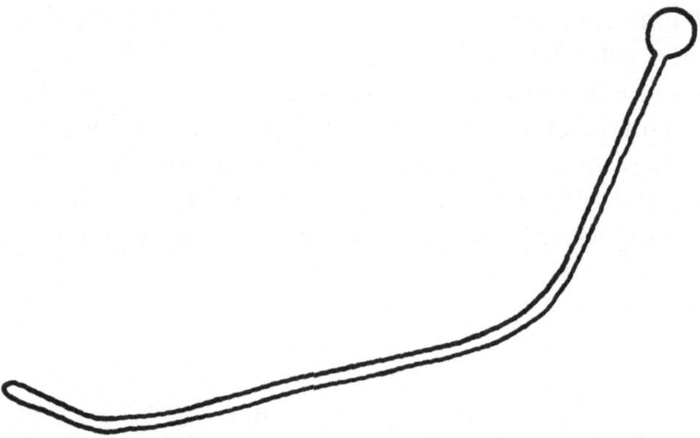

Abb. 2. Nagel mit aufgesetzter Kugel als Kiefergelenkköpfchen für den allenthetischen Ersatz nach Hemimandibulektomie. (Nach ANDERSON [5])

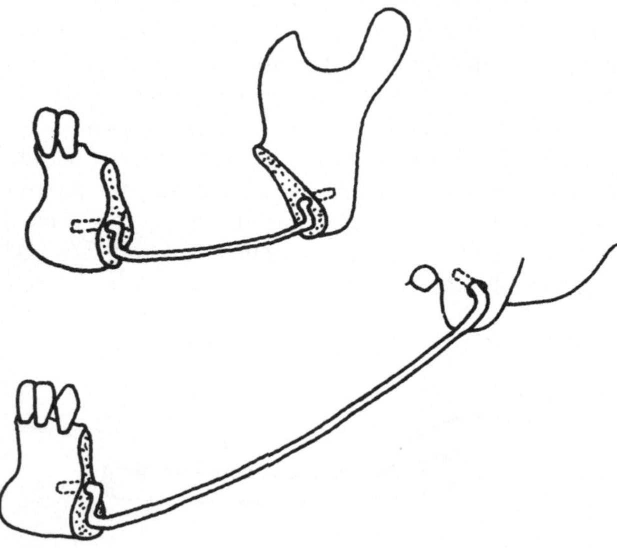

Abb. 3. Stabilisation des Kieferstumpfs nach Hemimandibulektomie mit einem Spickdraht, der rechtwinklig abgebogen als Drehachse ins Mastoid eingesetzt wird. (Nach UPADHAYA et al. [136])

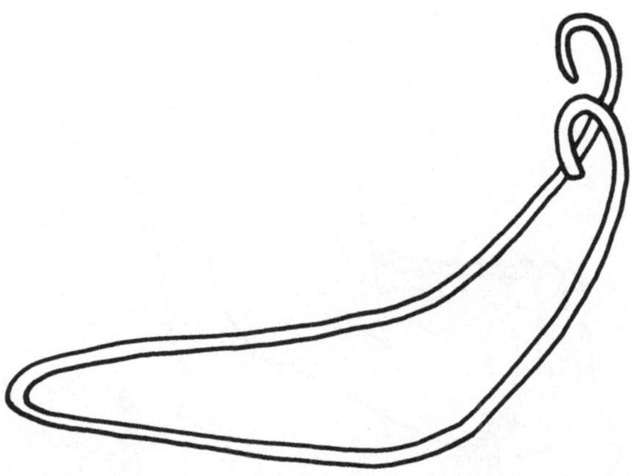

Abb. 4. Abstützung in der Gelenkpfanne durch schlaufenförmiges Abbiegen der Spickdraht-enden bei totalem Ersatz des Unterkiefers. (Nach DE LATHOUWER et al. [55])

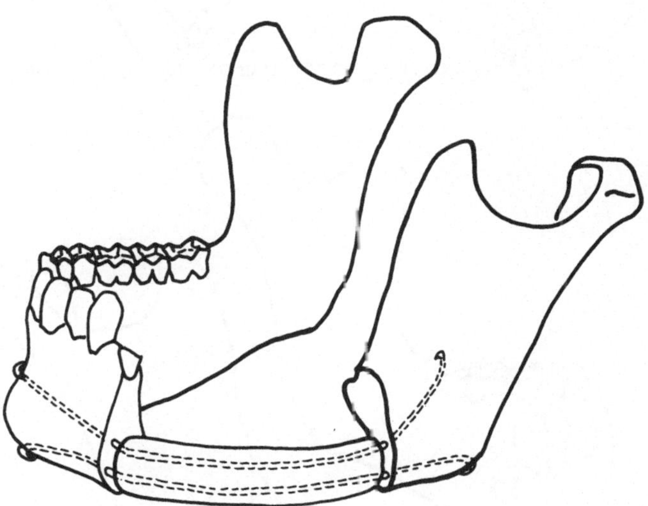

Abb. 5. Damit die Kieferstümpfe trotz der um die Nagelenden auftretenden Knochenresorption genügend auseinandergehalten bleiben, kann ein Stück Silastic interponiert werden. (Nach McQUARRIE [63])

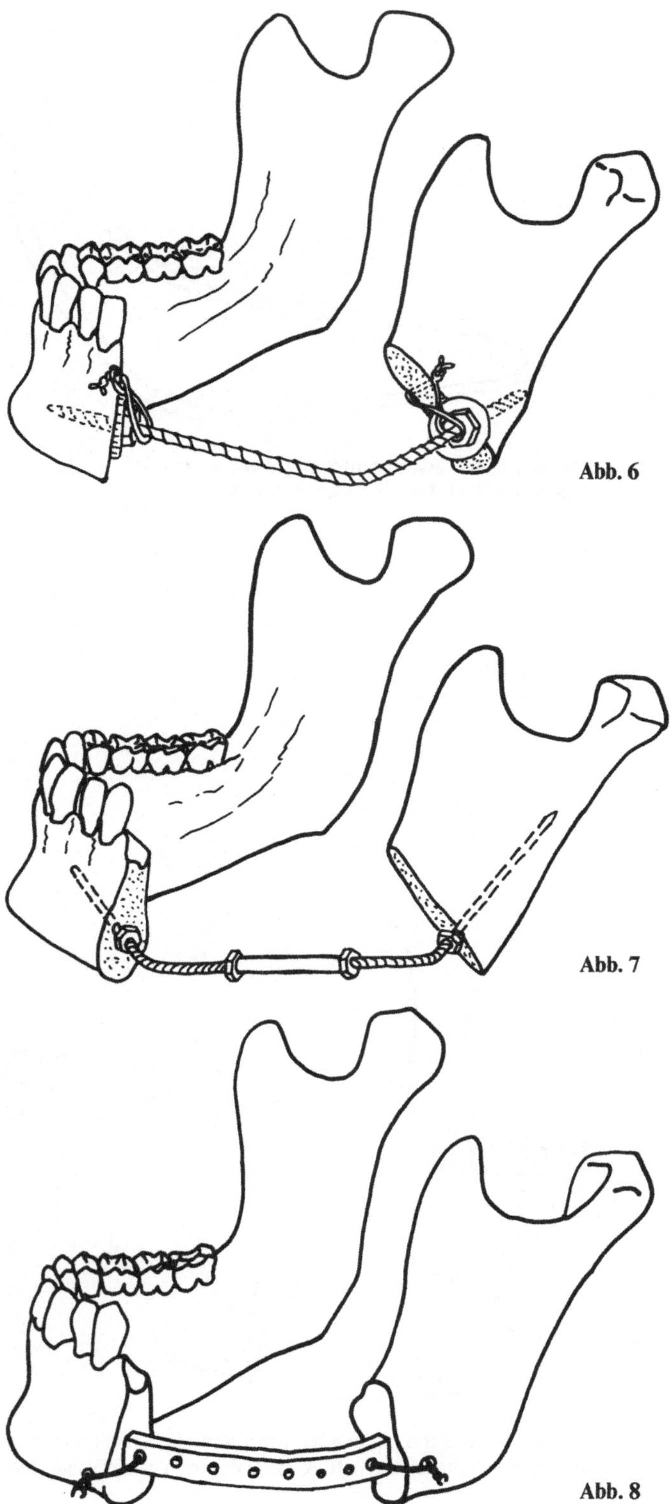

Abb. 6

Abb. 7

Abb. 8

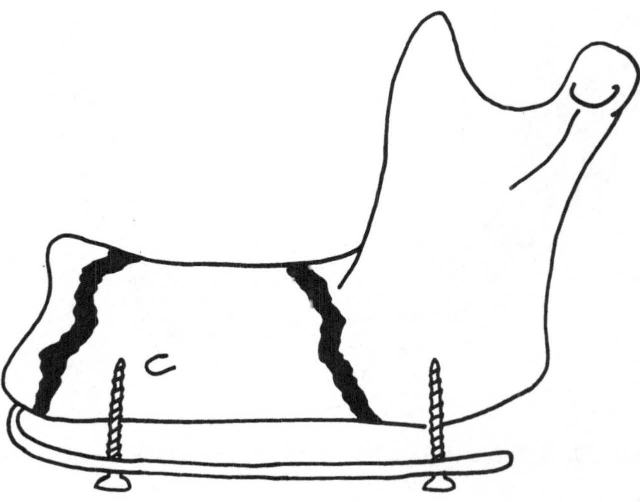

Abb. 9. Pinfixation mit transkutanen Schrauben, die durch Drahtligaturen über einen entsprechend gebogenen dicken Draht miteinander verbunden werden. (Nach PICKERILL [83])

Die *externe Fixation* über transkutane Schrauben fand sowohl in einfachster Form (Abb. 9) als auch in weiterentwickelten Ausführungen v. a. bei der Versorgung von Frakturen, seltener bei der Stabilisation von Kieferstümpfen oder Knochentransplantaten nach Unterkieferdefekten Verwendung [18, 37, 41, 49, 61, 83].

Als Vorläufer der *Metallgitterimplantate* [40, 52, 139] galten einige zur Verbesserung der Gewebehaftung gefensterte Implantatmodelle (Abb. 10−12). Die eigentlichen Metallgitterimplantate [11, 12, 16, 44, 45, 47, 93] wurden an Hand von Röntgenbildern und Abdrücken der Stümpfe hergestellt (Abb. 13), oder es kamen in verschiedenen Größen vorgefertigte Modelle zur Anwendung (Abb. 14). Neben einer Fixation der Metallgitterimplantate mit Draht oder Schrauben wurde eine intermaxilläre Ruhigstellung von 6−10 und mehr Wochen vorgenommen.

Abb. 6. Nagel mit Gewinde, bei dem durch Aufschrauben von Muttern und Unterlagsscheiben ein tieferes Eindringen der Nagelenden in die Kieferstümpfe verhindert werden soll. (Nach MLADICK et al. [66])

Abb. 7. Mit Hilfe einer speziellen Vorrichtung kann die Länge des Nagels auch in situ noch variiert werden. (Nach MASSON [62])

Abb. 8. 6 oder 9 cm langer, 6 mm breiter und 2 mm dicker Vitalliumnagel, der mit den zugespitzten Enden in die Spongiosa gesteckt und mit Drahtligaturen durch 1 mm große, 1 cm voneinander entfernte Löcher an den Stümpfen fixiert werden kann. (Nach SKALOUD [124])

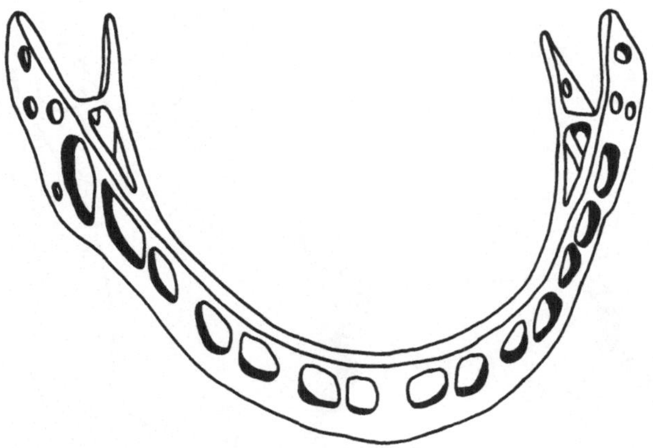

Abb. 10. Gefenstertes Unterkieferimplantat aus Vitallium. (Nach WINTER et al. [139])

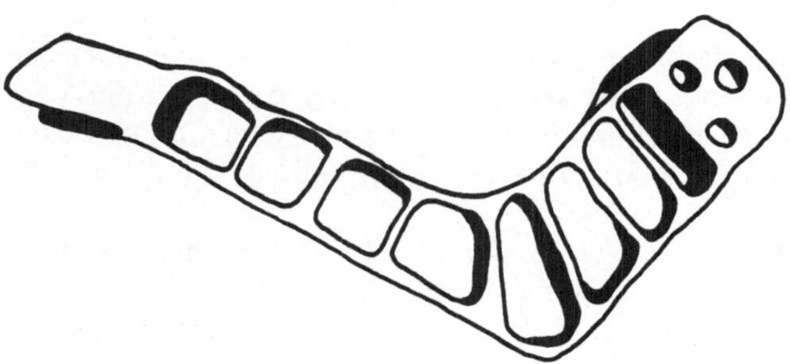

Abb. 11. Gefenstertes Unterkieferimplantat aus Vitallium. (Nach FREEMAN [40])

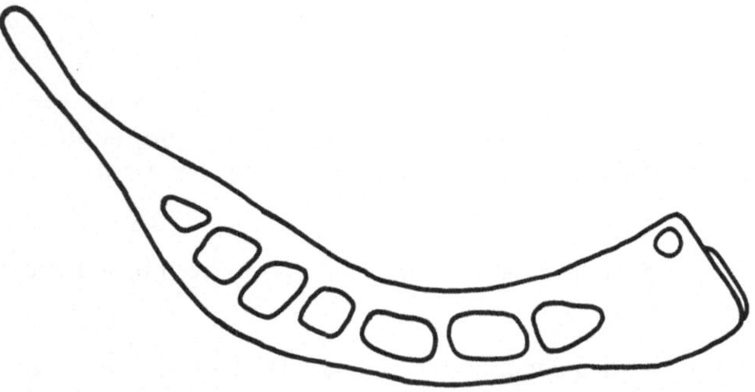

Abb. 12. Gefensteres Unterkieferfreiendimplantat. (Nach KLEITSCH [52])

8

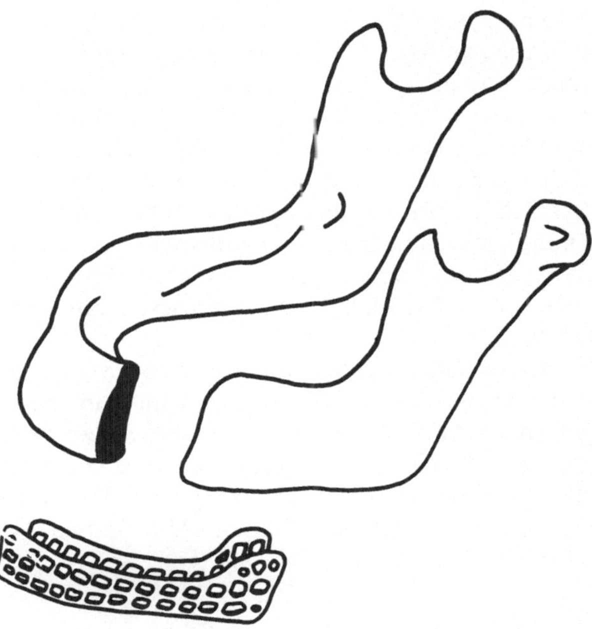

Abb. 13. Anhand von Röntgenbildern und Modellen der Stümpfe individuell hergestelltes Metallgitterimplantat. (Nach BROWN [16])

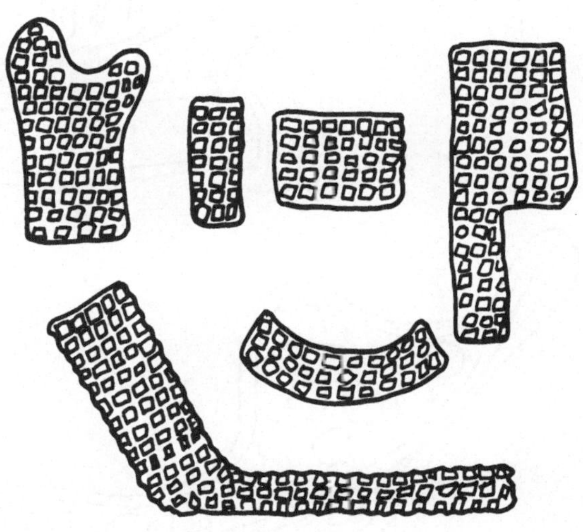

Abb. 14. Set mit in verschiedenen Größen vorgefertigten Metallgitterimplantaten. (Nach HAHN u. CORGILL [45])

Die ersten *Metallprothesen* (Abb. 15 und 16, s. auch Abb. 10−12) zur Überbrückung größerer Unterkieferdefekte mußten bis zur Entwicklung verbesserter Modelle (Abb. 17−20) wegen zu großer Dimensionierung meist frühzeitig entfernt werden [20, 24, 36, 52, 135]. Auf den Kondylusbereich beschränkte Modelle (Abb. 21) eigneten sich zur Interposition bei Ankyloseoperationen [108]. Die Befestigung der Prothesen am Kieferstumpf erfolgte durch Spickdrähte (Abb. 22), Bolzen (Abb. 23), Schrauben (Abb. 24, s. auch Abb. 18 und 19), Drahtligaturen oder Methylmethacrylat [22, 24, 30, 52, 54]. Zusammensetzbare (Abb. 25), in ihrer Länge verstellbare (Abb. 26) oder in situ individuell hergestellte (Abb. 27) Metallprothesen wiesen eine vielseitigere Verwendbarkeit auf [21, 93, 138].

Metallplatten zur beidseitigen (Abb. 28) oder überbrückenden (Abb. 29) Fixation eines Knochentransplantats kamen in verschiedenen, teilweise auch vorgeformten Ausführungen (Abb. 30 und 31) zur Anwendung [10, 23, 25, 58]. Wegen der z.T. hohen Anforderungen in bezug auf Anpaßbarkeit an die individuelle Form der Kieferstümpfe ([59], Abb. 32) fanden in neuerer Zeit v.a. in alle Richtungen verformbare Platten (Abb. 33 und 34) weitere Verbreitung [7, 25, 90, 99].

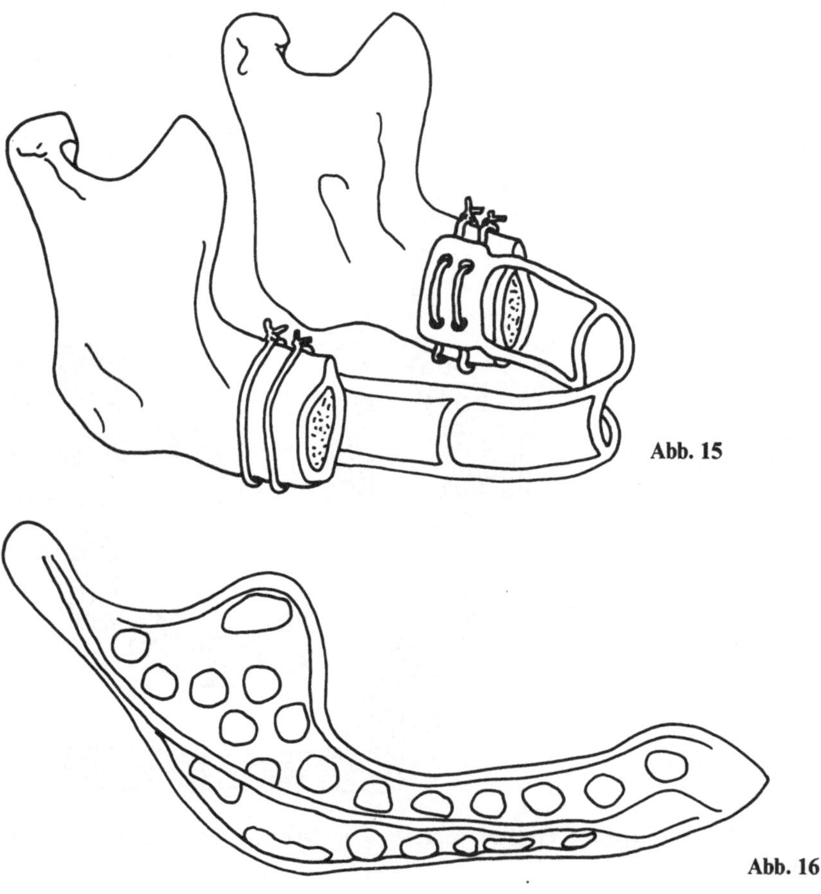

Abb. 15

Abb. 16

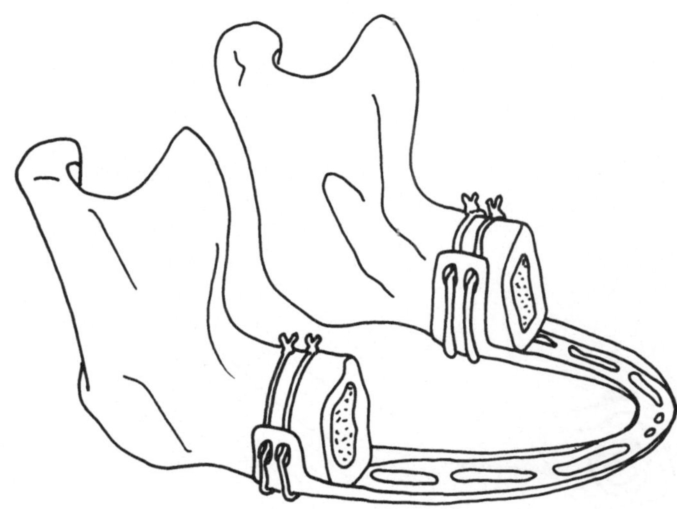

Abb. 17. Schmales Unterkieferimplantat für die Überbrückung im Kinnbereich. (Nach TAR-NAI [135])

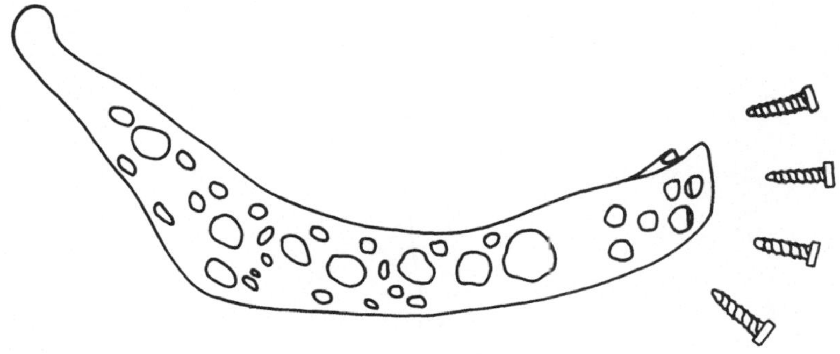

Abb. 18. Unterkieferfreiendimplantat zur Fixation mit Schrauben. (Nach CONLEY [24])

Abb. 15. Zu breite Unterkieferimplantate können besonders im Kinnbereich zu Druckulzera führen. (Nach TARNAI [135])

Abb. 16. Gefenstertes Unterkieferfreiendimplantat mit Nachahmung der Unterkieferform. (Nach FLINCHBAUGH [36])

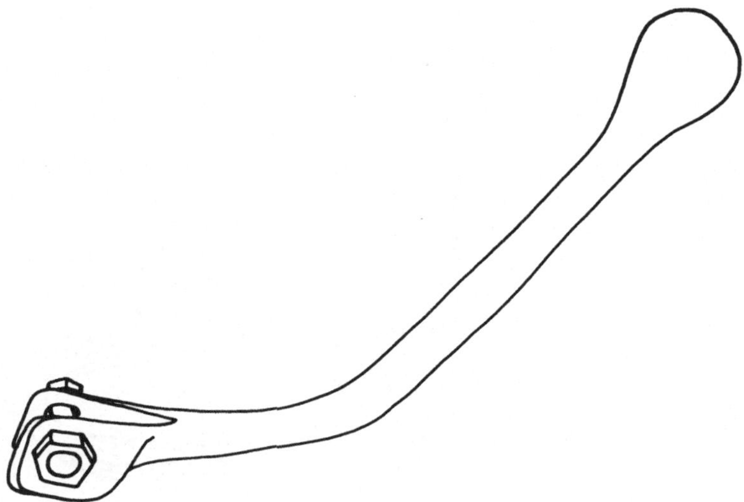

Abb. 19. Unterkieferfreiendimplantat zur Fixation mit Schraube und Mutter. (Nach KLEITSCH [52])

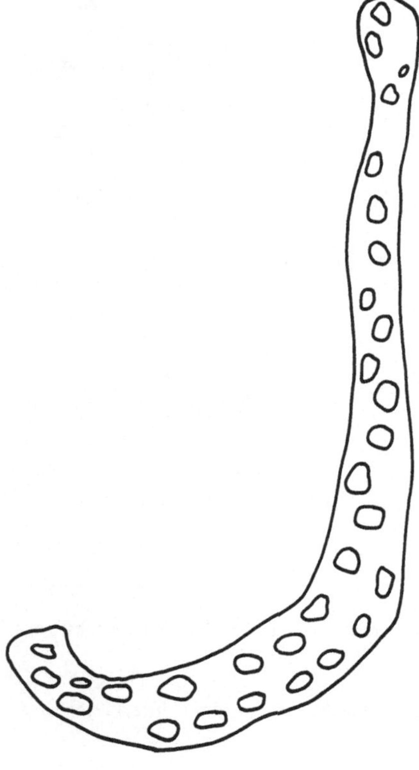

Abb. 20. Gefenstertes Unterkieferfrei-endimplantat. (Nach CASTIGLIANO u. GROSS [20])

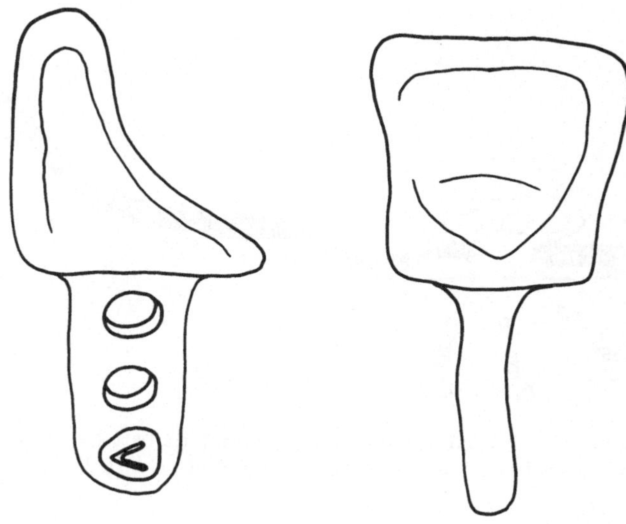

Abb. 21. Kondylusprothese zur Interposition bei Ankyloseoperationen. (Nach SILVER et al. [123])

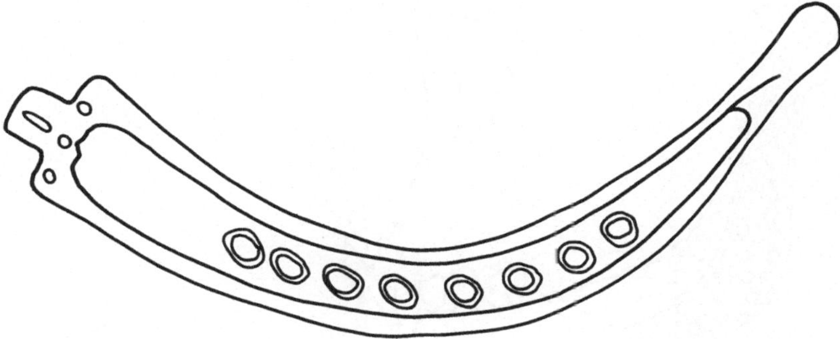

Abb. 22. Unterkieferfreiendimplantat zum Einsetzen in die Spongiosa und zur transkortikalen Fixation mit queren Spickdrähten. (Nach LANE et al. [54])

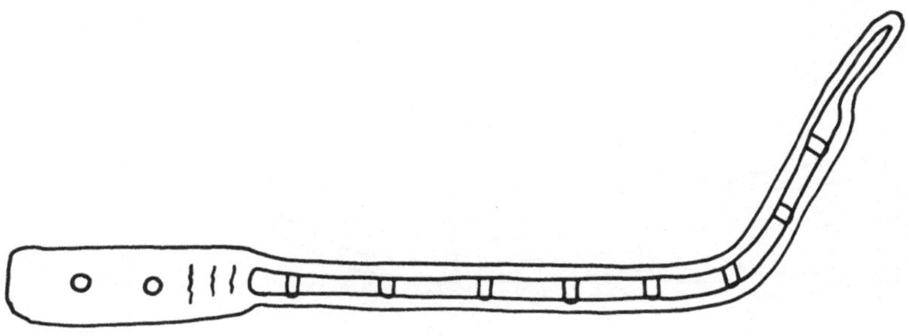

Abb. 23. Unterkieferfreiendimplantat zur Fixation mit queren Bolzen. (Nach COOK [30])

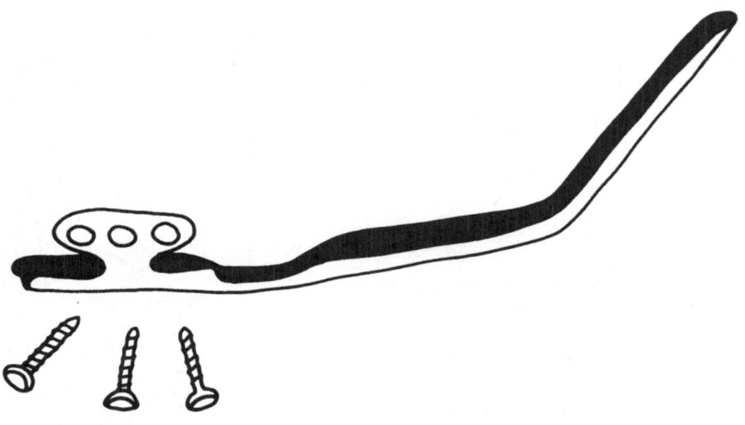

Abb. 24. Am Kieferstumpf mit Schrauben fixierbare Metallrinne, die mit Knochentransplantatmaterial gefüllt werden kann. (Nach CERNEA et al. [22])

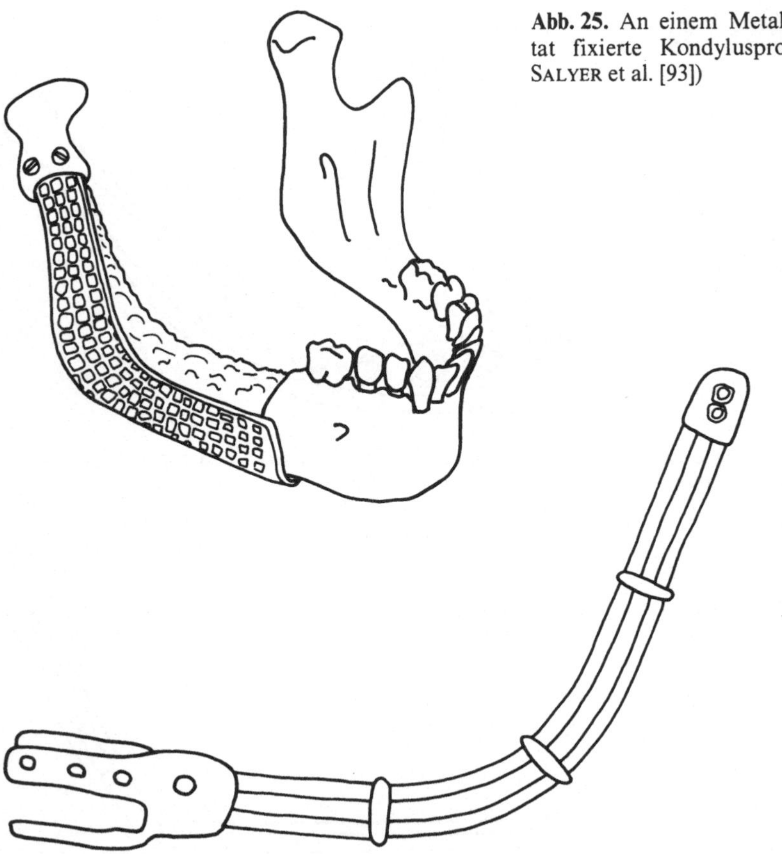

Abb. 25. An einem Metallgitterimplantat fixierte Kondylusprothese. (Nach SALYER et al. [93])

Abb. 26. Am Kieferstumpf fixierbares Unterkieferfreiendimplantat, dessen horizontale und vertikale Schenkel etwas modifiziert werden können. (Nach CATANIA et al. [21])

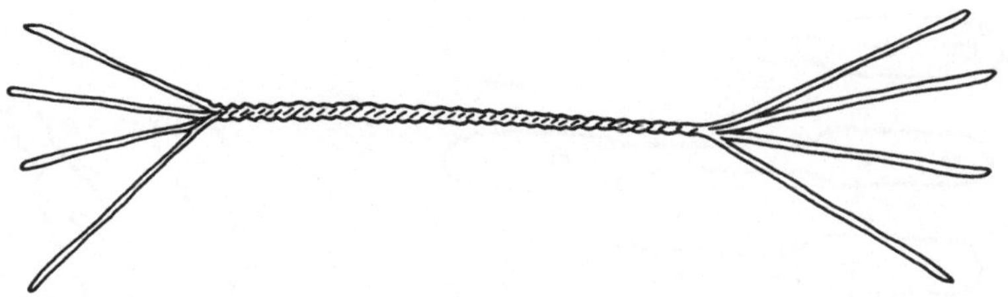

Abb. 27. Stabilisation der Kieferstümpfe durch Verquirlen von 4 Drähten. Die beidseitig freigelassenen Enden dienen zur Verankerung im Knochen. (Nach Wilson u. Towers [138])

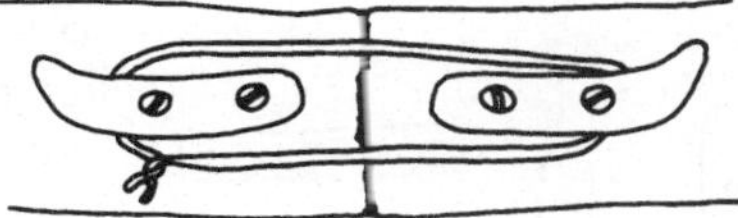

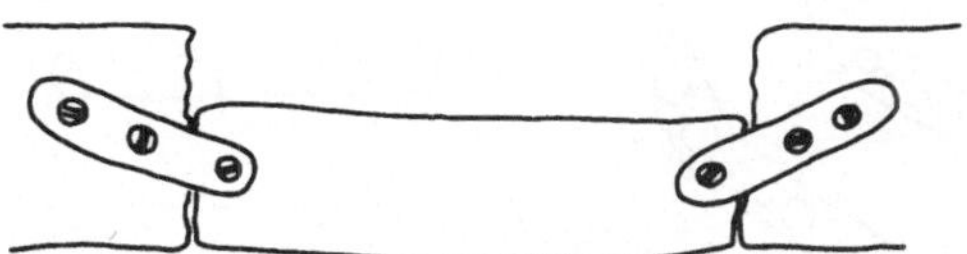

Abb. 28. Metallplättchen zur Fixation eines Knochentransplantats beidseitig an den Kieferstümpfen. (Nach Cole [23])

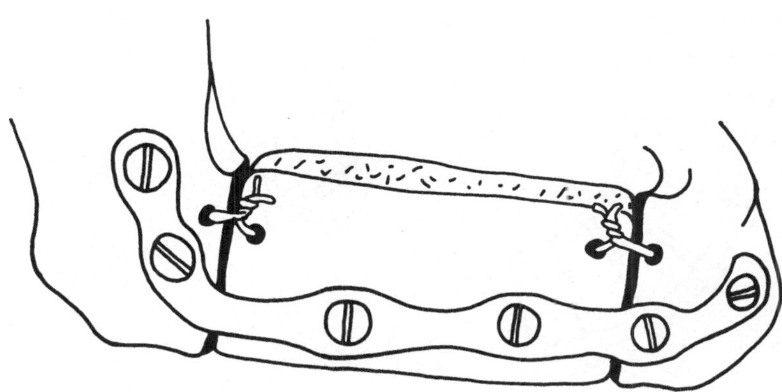

Abb. 29. Unterkieferplatte zum Befestigen eines Knochentransplantats, die den ganzen Defekt überbrückt und damit die Kieferstümpfe stabilisiert. (Nach Conley [25])

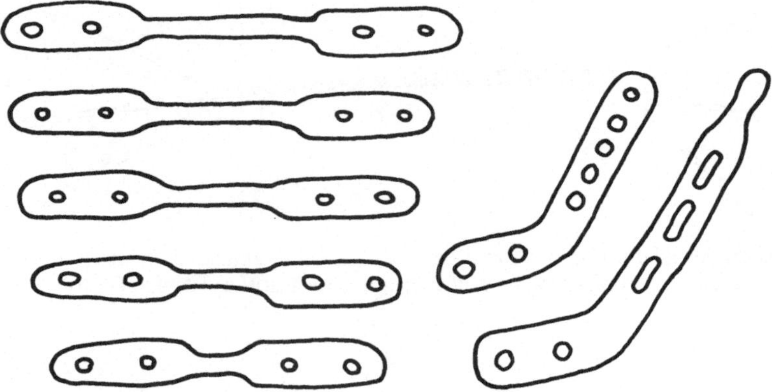

Abb. 30. Set von Titaniumplatten zur Verankerung mittels Bolzen. (Nach Bowerman u. Conroy [10])

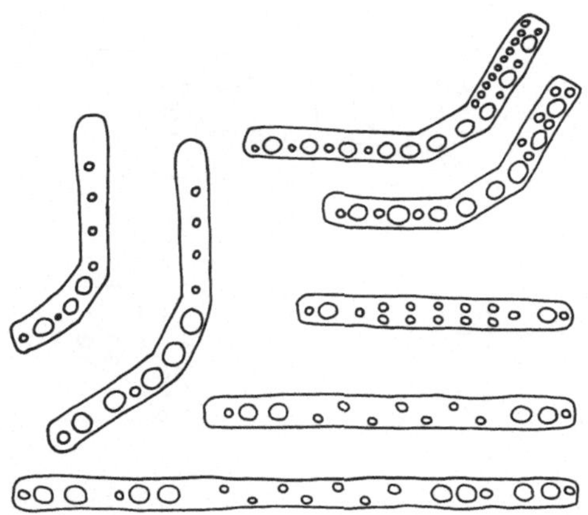

Abb. 31. Set gerader und gebogener Platten zur Fixation mit selbstschneidenden Schrauben. (Nach Luhr [58])

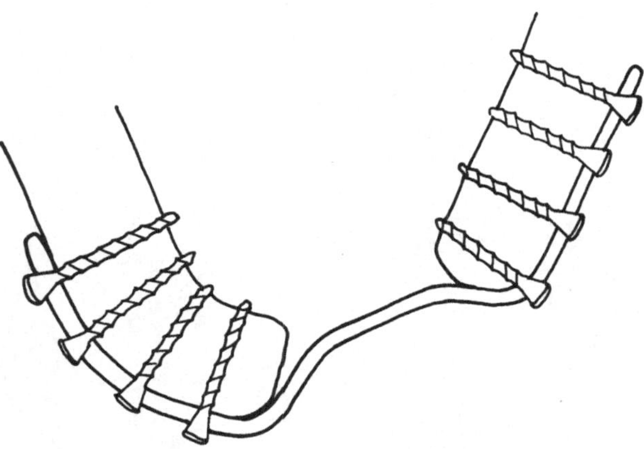

Abb. 32. Unterkonturierung der Platte im Defektbereich nach lingual zur Entlastung der Hautweichteildecke, wobei für eine sekundäre Knochentransplantation eine neue Platte angepaßt werden muß. (Nach Luhr [59])

16

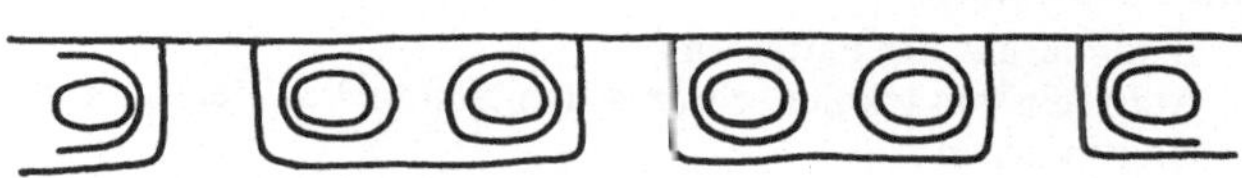

Abb. 33. In allen Richtungen biegbarer Metallkörper, an dem 2-Loch-Plättchen zur Fixation am Knochen befestigt sind. (Nach SCHMELZLE u. SCHWENZER [99])

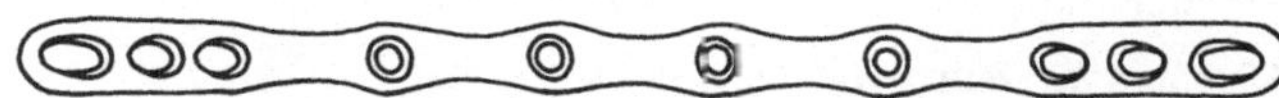

Abb. 34. Platte, die dank Verjüngung zwischen den Plattenlöchern in alle Richtungen gebogen werden kann. (Nach CONLEY [25], BECKER u. MACHTENS [7], REUTHER u. HAUSAMEN [90])

Grundlagen zur Entwicklung der *heutigen Implantate* bildeten einerseits die biomechanischen und histomorphologischen Untersuchungen der von MÜLLER, ALLGÖWER, BANDI, SCHNEIDER und WILLENEGGER 1958 gegründeten Schweizerischen Arbeitsgemeinschaft für Osteosynthesefragen [2, 3, 69, 70, 71, 81, 82, 96, 97, 98], andererseits die Auseinandersetzung mit den wichtigsten bis zu jener Zeit publizierten Implantaten (Abb. 1 – 34).

Besondere Voraussetzungen liegen bei der Osteosynthese am Unterkiefer vor [100, 104, 107, 129]. Die ungünstigen Hebelarmverhältnisse mit kurzem Kraftarm (aufsteigender Ast) und langem Lastarm (Horizontalast) und die dadurch bedingte Aufteilung in Zug- (Alveolarfortsatz) und Druckseite (Kieferrand) erschweren eine funktionsstabile Fixation am Unterkiefer. Zudem lassen die anatomischen Gegebenheiten die Befestigung einer Platte nur basal auf der Druckseite, wegen Zahnwurzeln und Nervenkanals nicht jedoch alveolär auf der Zugseite zu.

2 Evaluation vorbestehender Methoden

Übersicht über die Nachteile der in der Literatur beschriebenen, klinisch zur Defektüberbrükkung verwendeten Implantate:

Drahtligatur
– Nur in Verbindung mit einem Knochentransplantant verwendbar
– Fehlende Funktionsstabilität
– Fehlen des funktionellen Belastungsreizes während der intermaxillären Fixation (Inaktivitätsatrophie)
– Gefahr eines Infekts während der Mobilisation (Infektresorption)

Spickdrähte und Nägel
– Fehlende Funktionsstabilität
– Nach kurzer Zeit Resorptionen um Nagelenden, Lockerung und Abstoßung
– Ungünstige Ausgangslage für sekundäre Knochentransplantation, deshalb auch nicht für temporäre Überbrückung geeignet

Externe Fixation
- Behinderung des Patienten
- Auftreten von lokalen, chronisch entzündlichen Veränderungen, kann nicht längere Zeit belassen werden

Metallgitterimplantate
- Fehlende Funktionsstabilität wegen schlechten Sitzes der Schraubenköpfe im dünnen Implantat und wegen ungenügender Stabilität als Kraftträger
- Großflächige Dimensionierung behindert die Revaskularisation eines Knochentransplantats und birgt die Gefahr einer Druckstellenbildung an darüberliegender Haut und Schleimhaut
- Entfernung problematisch wegen Umwachsens der Gitterstruktur

Metallprothesen und Metallplatten
- Bei Überdimensionierung Druckstellen und Behinderung der Revaskularisation von Knochentransplantaten
- Fixation mit Drahtligaturen, Spickdrähten, Bolzen und selbstschneidenden Schrauben, z. T. nicht funktionsstabil
- Zum Teil nicht genügend biegbar, d. h. nicht universell verwendbar
- Zu großer Lochabstand für optimale Verankerung auf kleinstem Raum.

MILLARD illustrierte 1964 die Diskrepanz zwischen der Vielzahl von Berichten über durchgeführte Unterkieferrekonstruktionen und den wenigen Bestätigungen über deren Erfolg am Leidensweg eines Korporals, bei dem nach einer 1944 erlittenen Verletzung 1952 die 21. Hautlappenoperation und die 8. Knochentransplantation erfolgte [64]. Hauptursache für die beschriebenen Mißerfolge [6, 9, 12, 45] stellte die fehlende Funktionsstabilität dar. Deswegen mußte die Entfernung der Implantate oft schon innerhalb der ersten 6–12 Monate erfolgen [9, 42] oder konnte wegen der nahen Beziehung zwischen Kiefergelenkpfanne und Schädelbasis schwerwiegende Auswirkungen haben, indem in einem Fall eine lockere Prothese in den Schädelraum vorgewandert war (HL OBWEGESER 1979, persönliche Mitteilung). Anschließend seien einige Nachteile der verschiedenen Methoden dargestellt.

Spickdrähte und Nägel ermöglichen keine funktionsstabile Fixation der Kieferstümpfe. Es kommt sehr bald zu Resorptionen um die Nagelenden mit nachfolgender Lockerung und Abstoßung. Deswegen empfiehlt sich diese Art der Fixation auch nicht zur lediglich temporären Defektüberbrückung [19, 42].

Eine *externe Fixation* eignet sich v. a. bei zusätzlichen ausgedehnten Weichteildefekten. Die Behinderung des Patienten und das Auftreten lokaler, chronisch entzündlicher Veränderungen um die Schraubendurchtrittsstellen schränken die Anwendungsdauer ein [18].

Die U-förmigen *Metallgitterimplantate* finden bei Knochentransplantationen Verwendung, eignen sich jedoch wegen des schlechten Sitzes der Schraubenköpfe im Loch des dünnen Kraftträgers und dessen leichter Verformbarkeit nicht für eine funktionsstabile Defektüberbrückung. Daher bleibt eine intermaxilläre Fixation erforderlich. Die Hauptfunktion besteht nur im Zusammenhalten der transplantierten Spongiosa. Die U-Form erschwert die Nachformung des Unterkiefers. Trotz Gitterstruktur des Kraftträgers zeigt sich eine Behinderung der Revaskularisation von transplantiertem Knochen. Infolge der großen Dimensionierung ist die Gefahr einer Druckstellenbildung an darüberliegender Haut und Schleimhaut gegeben. Nach Einheilung eines Spongiosatransplantats

18

gestaltet sich die Metallentfernung wegen Umwachsers der Gitterstruktur sehr
schwierig [12, 33, 44, 45, 56, 122, 127].

Metallprothesen und Metallplatten in Nachahmung der anatomischen Form
des zu ersetzenden Kieferabschnitts führten zu Druckstellen und Einschränkung der Revaskularisation von Knochentransplantaten. Vielen Implantaten
fehlt wegen ungenügender Verformungsmöglichkeit die universelle Anwendbarkeit. Die dank Verjüngung zwischen den Plattenlöchern besser biegbaren
Modelle haben für eine optimale Verankerung auf kleinstem Raum einen zu
großen Lochabstand. Die Befestigung im Knochen erfolgte mit ungeeigneten,
selbstschneidenden Schrauben ohne ein speziell zum Bohren und Gewindeschneiden im Knochen entwickeltes Instrumentarium. Die Prothesen für den
Freiendersatz lassen sich alle nicht funktionsstabil fixieren. Die Gestaltung des
künstlichen Kondylus beschränkt sich meist auf eine einfache Kugelform [20,
26, 37, 40, 52, 67, 135, 139].

3 Problemstellung

Die Hauptschwierigkeit bestand in der Erlangung einer funktionsstabilen Fixation bei Rekonstruktion des Unterkiefers mit Möglichkeit zur frühfunktionellen
Nachbehandlung. Zu diesem Zweck mußten *neue Implantate* unter besonderer
Berücksichtigung der speziellen mechanischen Verhältnisse am Unterkiefer geschaffen werden.

Die dabei auftretende Problemstellung ist in folgender Übersicht zusam-
mengefaßt:

Entwicklung von Implantaten

unter Berücksichtigung der
– klinischen Anforderungen
– Funktionsstabilität (sofortige Mobilisation)
– biomechanischen Verhältnisse am Unterkiefer.

Tierexperimentelle Prüfung der Implantate

– Entwicklung eines geeigneten Tiermodells
– Ausmaß der tierexperimentellen Prüfung
– Erreichen einer Funktionsstabilität
– Funktionsstabilität in Abhängigkeit vom Defektausmaß
– Verwendbarkeit der Implantate
– Möglichkeit zur Verbesserung der Implantate
– Operationstechnik bei Verwendung der Implantate
– Operativer Zugang
– Gewebeverträglichkeit
– Bruchfestigkeit
– Funktion des Gelenkkopfes
– Gelenkreaktion der Gegenseite
– Möglichkeit und Art des Einsetzens eines Implantatpfeilers
– Stabilität der Pfeilerverankerung
– Risiko der offenen Verbindung zur Mundhöhle
– Epithelansatz
– Entfernbarkeit der Implantate.

Es galt, die im Hinblick auf diese Anforderungen hin konstruierten Implantate in entsprechend klinisch orientierten tierexperimentellen Untersuchungen zu prüfen und zu verbessern.

Untenstehend die Anforderungen an diese Implantate von seiten der Klinik:

- Funktionsstabile Defektüberbrückung ohne Notwendigkeit einer intermaxillären Fixation
- Temporäre oder definitive Fixation der Kieferstümpfe in anatomisch richtiger Stellung
- Geringer Lochabstand zur optimalen Fixation auf kleinstem Raum
- Ausreichende Dimensionierung für notwendige Bruchfestigkeit
- Kleinstmögliche Dimensionierung wegen Behinderung der Revaskularisation von Knochentransplantaten und wegen Druckstellenbildung in darüberliegender Haut und Schleimhaut
- Fixationsmöglichkeit für primäre oder sekundäre Knochentransplantate
- Universelle Verwendbarkeit durch Verformbarkeit in allen Ebenen
- Gelenkfunktion durch Kondylusersatz
- Verankerungsmöglichkeit für Zahnersatz
- Problemlose Entfernbarkeit.

Dazu bedurfte es der Entwicklung eines geeigneten *Tiermodells* mit einem den klinischen Verhältnissen in bezug auf Größe und Funktion vergleichbaren Versuchstier und der Festlegung der Relevanz dieser tierexperimentellen Testung. Dabei waren klinische und morphologische Kriterien festzulegen, um die Funktiontüchtigkeit des rekonstruierten Unterkiefers objektivieren zu können.

Im Vordergrund stand das Erzielen einer *Funktionsstabilität,* die bei Wiederherstellung der Kontinuität des Unterkieferkörpers mit Gelenkersatz Verzicht auf eine intermaxilläre Fixation bedeutet. Im Tierversuch entspricht eine normale Nahrungsaufnahme einer Prüfung der Belastungsstabilität und ist nicht nur mit Übungsstabilität gleichzusetzen. Die Kontrolle der Funktionsstabilität hatte an einem den schwierigsten klinischen Verhältnissen entsprechenden *Defektausmaß* zu erfolgen.

Das Hauptaugenmerk bei der experimentellen Untersuchung richtete sich auf *universelle Anwendbarkeit der entwickelten Implantate* (wie beispielsweise deren Verformbarkeit oder Bruchfestigkeit beim Anbiegen), auf Verbesserung der Implantate, auf Verwendbarkeit des dazugehörigen Instrumentariums sowie auf Fragen der *Operationstechnik* (wie beispielsweise Anzahl der Schrauben für eine funktionsstabile Verankerung und Länge des zu wählenden Prothesenstiels).

Der Vergleich zwischen einem extraoralen und einem kombinierten intra-/ extraoralen Zugang sollte hinsichtlich der Infektgefahr Aufschluß über die *Wahl des operativen Zugangs* geben.

Zur Festlegung der zeitlichen Dauer der experimentellen Untersuchung wurde in *Vorversuchen* abgeklärt, zu welchem Zeitpunkt im postoperativen Verlauf die für die Beurteilung des endgültigen Ergebnisses entscheidenden Knochenumbauvorgänge im Vordergrund standen.

Im weiteren Verlauf der Experimente interessierten uns die *Gewebeverträglichkeit* der eingesetzten Implantate und die *Reaktion des Implantatlagers,* insbesondere der Einfluß stabiler und instabiler Verhältnisse sowie die Wirkung von gesundem und geschädigtem Weichteil- und Knochengewebe in der Umgebung.

Im Bereich des ersetzten Gelenkköpfchens bestand die Problemstellung darin, beim lebenden Tier die *Gelenkfunktion,* und zwar nach der Sektion einerseits makroskopisch die passive Beweglichkeit, andererseits mikroskopisch die Reaktion der Gelenkpfanne und des gegenseitigen Gelenks zu prüfen.

Für den Bereich des *Implantatpfeilers* stellten sich die Fragen nach einer Verankerungsmöglichkeit direkt an der Rekonstruktionsplatte ohne vorhergehende Knochentransplantation sowie nach der Stabilität dieser Pfeilerverankerung. Weiter interessierte der Einfluß des Gewebes um den Implantatpfeiler bei *transmukösem, transalveolärem* oder *transossärem* Einsetzen des Implantatpfeilers. Eine besondere Schwierigkeit bildete das *Infektionsrisiko.* Solche Infekte gehen aus von der unsterilen Mundhöhle entlang dem Implantatpfeiler und dem Verankerungselement zur Platte und zum Gelenkkopf der Prothese.

Beachtung im Zusammenhang mit dem Implantatpfeiler verdiente das Verhalten des *Epithelansatzes,* wobei zu untersuchen war, ob es zu einem Tieferwachsen des Epithels entlang dem Implantat bis zu dessen völliger Einscheidung und Ausstoßung kommt.

Zum Schluß wurde die für die klinische Anwendung wichtige *Entfernbarkeit* der Implantate beurteilt.

Während für die Entwicklung des Tiermodells die Eignung entscheidend war, die erwähnten Probleme insgesamt zu lösen, galt es, durch Einteilung der Versuchstiere in Gruppen zusätzlichen Fragen in Form *vergleichender Untersuchungen* nachzugehen:

- mit für eine funktionsstabile Fixation genügender und nicht genügender *Schraubenzahl* zur Abklärung, wie weit eine Verankerung auszudehnen ist;
- mit und ohne einen frei in die Mundhöhle ragenden *Implantatpfeiler* zur Abschätzung seines Risikos als Infektpforte;
- zwischen transmukösem, transalveolärem und transossärem *Einsetzen* des Implantatpfeilers zur Evaluation des günstigsten operationstechnischen Vorgehens;
- zwischen kombiniertem intra-/extraoralem und rein extraoralem *Zugang* zur Beurteilung des Infektionsrisikos bei Eröffnung der unsterilen Mundhöhle während der Operation;
- mit oder ohne *Periostablösung* im Alveolarkammbereich zur Bewertung der Vitalität deperiostierter Knochenstümpfe;
- mit oder ohne Umschneiden eines *Hautlappens* zur Beobachtung des Verhaltens hypovitalen Gewebes bei der Weichteildeckung der Platte:
- zwischen den Tieren mit 3–4 Monaten *Überlebenszeit* und einer Gruppe mit 3 Jahren Überlebenszeitspanne zur Gewinnung von Erfahrungen bei längerer Belastungsdauer.

Teil I: Experimentelle Untersuchungen

Material und Methode

1 Implantate

Grundlage für die Entwicklung eigener Implantate (Abb. 35–46) bildeten einerseits die in der Literatur angeführte Kritik an den eingangs beschriebenen Implantaten (s. auch Übersicht, S. 17), andererseits Erkenntnisse bei der Rekonstruktion von Unterkieferdefekten in der Klinik (s. auch Übersicht, S. 20). Die seit 1973 gesammelten Erfahrungen mit der exzentrisch-dynamischen Kompressionsplatte [100, 101, 104, 105, 107] zeigten, daß sich deren Indikation auf die Osteosynthese von Unterkieferdefekten ohne größere Schädigung beschränkt.

Übersicht über die neu entwickelten Implantate:

Unterkieferrekonstruktionsplatte

Form: Querschnitt 2,7 mm · 7,8 mm
Minimaler Lochabstand (8 mm)
U-förmige 2 mm breite und 1,5 mm tiefe Kerben zwischen 6 mm großen Plattengliedern
DCP-Löcher in beide Richtungen aktivierbar
2,7-mm-Kugelkopfkortikalisschrauben (auch schräg zur Platte einsetzbar)
3,5-mm-Kortikalisschraube mit Kugelkopf der 2,7-mm-Schraube

Modelle: Gerade Modelle: 6–24 Loch
Vorgebogene Modelle: Kieferwinkel rechts und links in 3 Größen
Totaler Unterkiefer in 3 Größen

Zangen: 1 Biegezange zum Biegen über die Fläche
2 Biegezangen zum Biegen über die Kante und zum Verwinden
1 Schneidzange zum Kürzen der Platten

Kondylusprothese

Form: Kopf, Hals, Stiel. Stiel 4,2 mm exzentrisch unter Hals und Kopf mit vertikalem und horizontalem Schenkel, Winkel 125°

Kopf: bisphärisch queroval 9 · 13,5 mm, Radien 3,7 mm und 10 mm, Hals 11 mm, Modelle rechts und links in 3 Größen (vertikaler Schenkel 40 mm mit 2 DCP-Löchern, 45 und 50 mm mit 3 DCP-Löchern)

Hals: 11 mm mit 7 · 11 mm großer Auflage und 4 mm langem Dorn von 2,3 mm Durchmesser

Stiel: Querschnitt von 2,5 mm · 7,8 mm; U-förmige, 2 mm breite, 1,5 mm tiefe Kerben, horizontaler Schenkel 24 mm lang mit 3 runden Löchern

Modelle rechts und links in 3 Größen: vertikaler Schenkel von 40 mm (2 DCP-Löcher) und 45 und 50 mm Länge (3 DCP-Löcher)

Rekonstruktionsplatte mit Gelenkkopf

Form: Kopf, Stiel mit vertikalem und horizontalem Schenkel, Winkel 125°

Kopf: bisphärisch queroval 9 · 13,5 mm, Radien 3,7 mm und 10 mm

Stiel: Querschnitt von 2,7 mm · 7,8 mm
Lochabstand 8 mm
U-förmige, 2 mm breite und 1,5 mm tiefe Kerben zwischen 6 mm großen Plattengliedern
DCP-Löcher in beide Richtungen aktivierbar
2,7-mm-Kugelkopfkortikalisschrauben mit Kugelkopf der 2,7-mm-Schraube

Modelle rechts und links in 3 Größen:
Vertikaler Schenkel 50, 55 und 60 mm
Horizontaler Schenkel 128, 144 und 160 mm

Verankerungselement für Implantatpfeiler

Dimension: 10 mm · 10 mm · 5 mm

Verankerung: Schraube mit M2-Metallgewinde mit Kugelkopf der 2,7-mm-Schraube

Implantatpfeiler von 9, 11, 13 und 17 mm Länge

1.1 Unterkieferrekonstruktionsplatte

1973 begannen wir in Zusammenarbeit mit dem Hersteller, Herrn Dr. R. Mathys, für die Überbrückung von Unterkieferdefekten mit der Entwicklung einer Rekonstruktionsplatte, vorerst in Anlehnung an die AO-Spanngleitlochplatte für 4,5-mm-Schrauben [2, 3, 81], später an die Klavikulaplatte der AO. In der vorliegenden Form und Dimensionierung (Abb. 35) haben wir die Unterkieferrekonstruktionsplatte seit 1976 verwendet [113, 115].

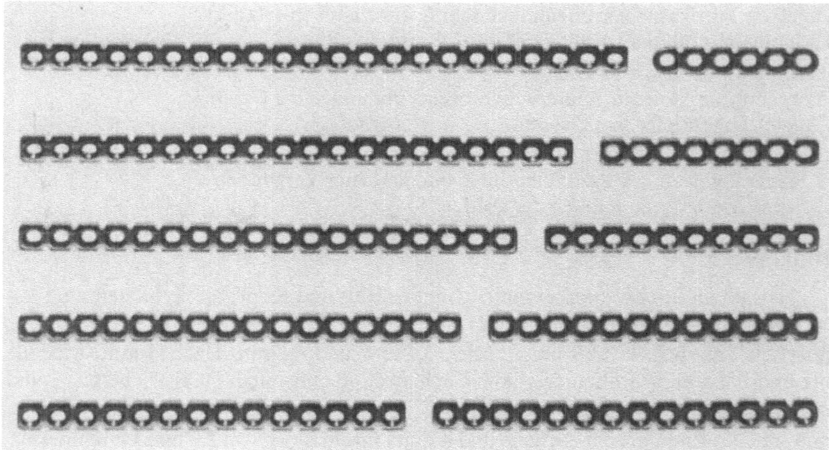

Abb. 35. Dreidimensional biegbare Rekonstruktionsplatte (3-DBRP) in verschiedenen Längen (6, 8, 10 usw. bis 24 Loch) mit minimalem Lochabstand und zwischenliegenden U-förmigen Kerben. Mit einer Plattenschneidezange lassen sich die Platten im Bereich der Kerben auf die benötigte Länge kürzen

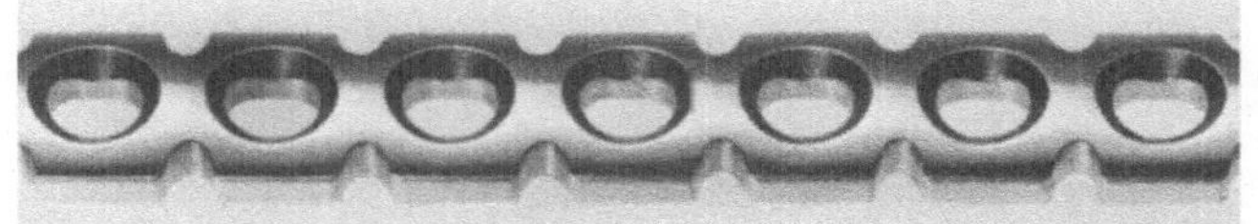

Abb. 36. In beide Plattenlängsrichtungen aktivierbare Doppel-DCP-Löcher. Ein kugelförmiger Schraubenkopf gleitet beim Eindrehen der Schrauben entlang den schräg geneigten sphärischen Gleitflächen des Plattenlochs (sphärisches Gleitprinzip), je nach Richtung der Exzentrizität beim Bohren, in die eine oder in die andere, entgegengesetzte Richtung. Zwischen den Plattenlöchern beidseits am Plattenrand U-förmige Kerben

Als Metall wird bei allen Implantaten Stahl der Spezifikation gemäß DIN Nr. 4435 verwendet. Die Platte weist eine Dicke von 2,7 mm, eine Breite von 7,8 mm und einen gewölbten Querschnitt auf. Der Lochabstand beträgt 8 mm, die Länge der einzelnen Plattenglieder 6 mm. Die Verschraubung erfolgt mit 2,7-mm-Kortikalisschrauben. Das Gewinde wird im Knochen vorgeschnitten. Damit sich die Platte nicht nur über die Fläche, sondern auch über die Kante biegen läßt, befinden sich zwischen jedem Plattenloch beidseits 2 mm breite U-förmige Kerben (Abb. 36). Das Biegen über die Kante geschieht mit Hilfe von 2 speziell entwickelten Zangen ([115], s. auch Abb. 40). Es ist auch möglich, einen über die Kante gebogenen Winkel wieder zu öffnen. Als Nebenerscheinung weist die Platte dank der Kerben überall einen annähernd gleichgroßen Querschnitt auf. Somit verformt sich die Platte auch beim Biegen über die Fläche v.a. *nicht* auf Höhe der *Löcher,* die als Schwachstellen gelten. Die Rekonstruktionsplatte läßt sich also nicht nur in den 2 Richtungen einer Ebene, sondern in den 3 Richtungen des Raumes verbiegen (dreidimensional biegbare Rekonstruktionsplatte, 3 DBRP). DCP-Löcher[1] dienen der Kompressionserzeugung im Frakturspalt und sind deswegen bei Osteosyntheseplatten gegen die Plattenmitte gerichtet. Die Entwicklung von in 2 Richtungen aktivierbaren DCP-Löchern (Abb. 36) läßt eine Kompressionserzeugung in beide Plattenlängsrichtungen zu [115].

Außerdem gewährleisten diese Löcher auch bei schräger Applikation einen guten Sitz des Schraubenkopfs im Plattenloch. Neben den geraden Platten entstanden zusätzlich vorgebogene Modelle in je 3 Größen (Abb. 37 und 38). Über Entwicklung und klinische Anwendung der Rekonstruktionsplatte liegen bereits erste Veröffentlichungen vor [109, 111, 113, 115, 127, 128, 131].

Für den Oberkiefer und die Verwendung von 2,0 mm Schrauben modifizierten wir die Rekonstruktionsplatte in reduzierter Dimension zur Mini-Rekonstruktionsplatte.

---

1 DCP = „dynamic compression plate" [2, 3, 81]. Das DCP-Loch basiert auf dem sphärischen Gleitprinzip und besteht aus einer Aneinanderreihung eines schräggestellten und eines horizontalen Halbzylinders. Beim Eindrehen der Schraube gleitet deren kugelförmiger Kopf im schrägen halbzylindrischen Anteil des DCP-Lochs nach unten und disloziert das Knochenfragment gegenüber der Platte in Längsrichtung zum Plattenloch. Beim Eindrehen der Schraube im Gegenfragment passiert das gleiche in entgegengesetzter Richtung; es resultieren eine Längsverschiebung der beiden Fragmente gegeneinander und damit eine Kompression im Frakturspalt. Die senkrechte Bewegung der Schraubenköpfe nach unten hat also dank der DCP-Löcher eine waagerechte Verschiebung der Fragmente zur Folge

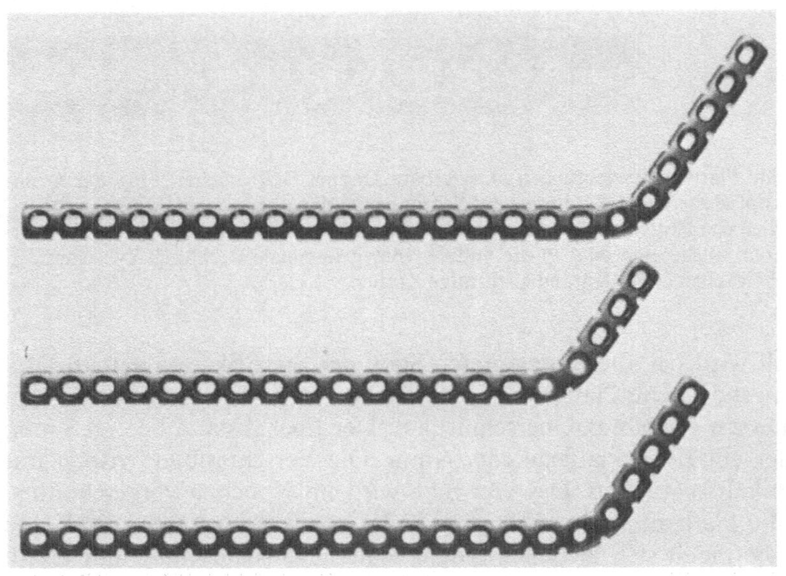

Abb. 37. Vorgeformte Plattenmodelle in 3 verschiedenen Größen in rechts- oder linksseitiger Ausführung für den Ersatz einer Unterkieferseite

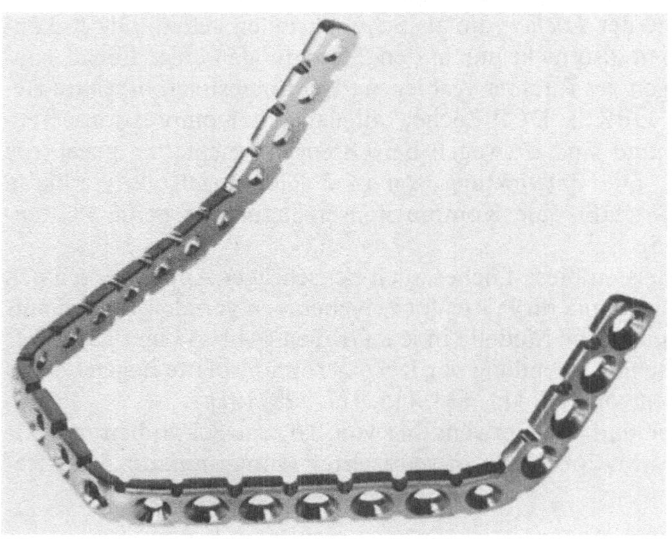

Abb. 38. Vorgeformtes Plattenmodell für den Ersatz des ganzen Unterkiefers mit Ausnahme der Gelenkfortsätze

Sowohl einzementierte [123] wie nicht einzementierte Gelenkprothesen [5] verdanken ihre Verankerung der Haftreibung zwischen Prothesenstiel und Knochen.

Kompression durch Verschraubung kann eine wesentliche Erhöhung der Haftreibung herbeiführen [82]. Beim exzentrischen Eindringen einer Druckschraube in ein DCP-Loch entsteht eine Druckkraft in Längsrichtung der Schraubenachse. Durch Verwendung eines DCP-Lochs und einer senkrecht dazu stehenden Aufpreßfläche (Auflage des Prothesenhalses) kann die Druckkraft genutzt werden, während die Zugkraft den Prothesenstiel der Knochenoberfläche aufpreßt. Beide Kräfte ergänzen sich bei Verankerung der Prothese.

Da die Angriffspunkte von Belastung (Prothesenkopf) und Stabilisation (Prothesenauflage mit Dorn) etwa 10 mm voneinander entfernt sind, entsteht bei nicht streng axialer Belastung einer Gelenkprothese ein Drehmoment, das sich durch die Wahl eines möglichst langen Prothesenstiels neutralisieren läßt.

Für die Verankerung einer Kondylusprothese erwiesen sich beim Studium am Leichenkiefer folgende Stellen des Unterkieferknochens am stärksten belastungsfähig:

1. Das *Kollum* zeigt sich entsprechend der Tragfunktion eines Röhrenknochens am widerstandsfähigsten gegen eine Belastung in axialer Richtung und eignet sich damit zur Lagerung der Aufpreßfläche des Prothesenhalses.
2. Dem dünnen Knochen des *aufsteigenden Astes* kommt die größte Belastbarkeit gegenüber einer Biegung in der Sagittalebene zu, der Richtung der ansetzenden Muskulatur entsprechend. Mittels Druckschrauben läßt sich in dieser Ebene eine Vorlast zum Aufpressen der Auflage des Prothesenhalses auf das Kollum erzeugen.
3. Der dicke Knochen am *Unterrand des Kieferkörpers* weist 2 starke Kortikalisschichten in einem Abstand von ca. 10 mm auf. Darin verankerte Schrauben neutralisieren sowohl die sagittale Komponente des Drehmoments, die eine Verschiebung des Prothesenstiels entlang der Lateralfläche des aufsteigenden Astes bewirkt, als auch die transversale Teilkraft, die ein Abheben des Prothesenstiels von der Unterlage verursacht.

Entsprechend den anatomischen Gegebenheiten besteht die im Jahre 1977 [114] dokumentierte Kondylusprothese (Abb. 39) der Form nach aus Kopf, Hals und Stiel in rechts- oder linksseitiger Ausführung. Zur Fixation dienen eine Auflage mit Dorn am Hals sowie der vertikale und horizontale Schenkel des Stiels. Die Schenkel stehen in einem Winkel von 125° zueinander.

Ein großer *Gelenkkopf* weist im Vergleich zu einem kleinen einerseits eine größere Auflagefläche, andererseits ein erhöhtes Luxationsrisiko auf. Deswegen fiel die Wahl auf eine bisphärisch-querovale Form, d.h. der Radius in der Frontalebene übertrifft denjenigen in der Sagittalebene. Der kleine Gelenkkopfradius setzt einer Luxation in der Sagittalebene mehr Widerstand entgegen als der große in der Frontalebene. Eine Luxation in der Frontalebene andererseits wird nach medial bereits durch die Form der Gelenkpfanne, nach lateral durch die Gelenkführung der Gegenseite verhindert. Die bisphärisch-querova-

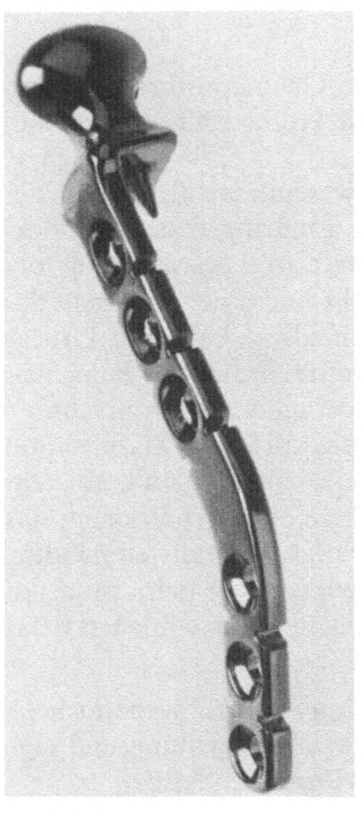

le Gestaltung des Kondylus stellt damit einen Kompromiß zwischen größtmöglicher Auflagefläche bei geringstmöglichem Luxationsrisiko dar.

Der *Hals* ruht mit seiner Auflage auf dem Kollumstumpf. In der Mitte der Unterlage befindet sich ein 4 mm langer Dorn zur Einsenkung in die Spongiosa des Gelenkfortsatzes.

Der *Prothesenstiel* kann dank U-förmiger Einschnitte am Plattenrand analog der Rekonstruktionsplatte auch über die Kante gebogen werden. Je nach Modell befinden sich 2 bzw. 3 DCP-Löcher im 40, 45 oder 50 mm langen vertikalen Schenkel. Die Verschraubung erfolgt hier exzentrisch in Richtung Kieferwinkel. Die Wirkung dieser Druckschrauben besteht in einem Aufpressen der Auflage auf den Gelenkfortsatz mittels der statischen Druckkräfte in Richtung der Knochenlängsachse. Im abgewinkelten Teil des Prothesenstiels finden sich insgesamt 3 runde Löcher zur Aufnahme von Zugschrauben. Sie speziell, wie auch die 3 Schrauben in den DCP-Löchern, erzeugen die statischen Zugkräfte quer zur Knochenlängsachse.

Neben der Veröffentlichung über Entwicklung und experimentelle Untersuchung der Kondylusprothese [114] erschienen Publikationen über erste Erfahrungen in der klinischen Anwendung [109, 116, 117, 126, 132].

1.3 Rekonstruktionsplatte mit Gelenkkopf

Die Rekonstruktionsplatte mit Gelenkkopf ([114], Abb. 40–42) stellt eine Kombination von vorgebogener Unterkieferrekonstruktionsplatte und Kondylusprothese dar. Die Rekonstruktionsplatte mit Gelenkkopf läßt sich mit den speziellen Zangen ebenfalls in allen 3 Ebenen biegen oder verwinden. Je nach Modellgröße weist der vertikale Schenkel eine Länge von 50, 55 oder 60 mm auf, wobei die Schenkel in einem Winkel von 125° zueinander stehen. Es gibt eine rechts- und eine linksseitige Ausführung. Über die Verwendung der Rekonstruktionsplatte mit Gelenkkopf liegen erste Veröffentlichungen über tierexperimentelle und klinische Erfahrungen vor [109, 117].

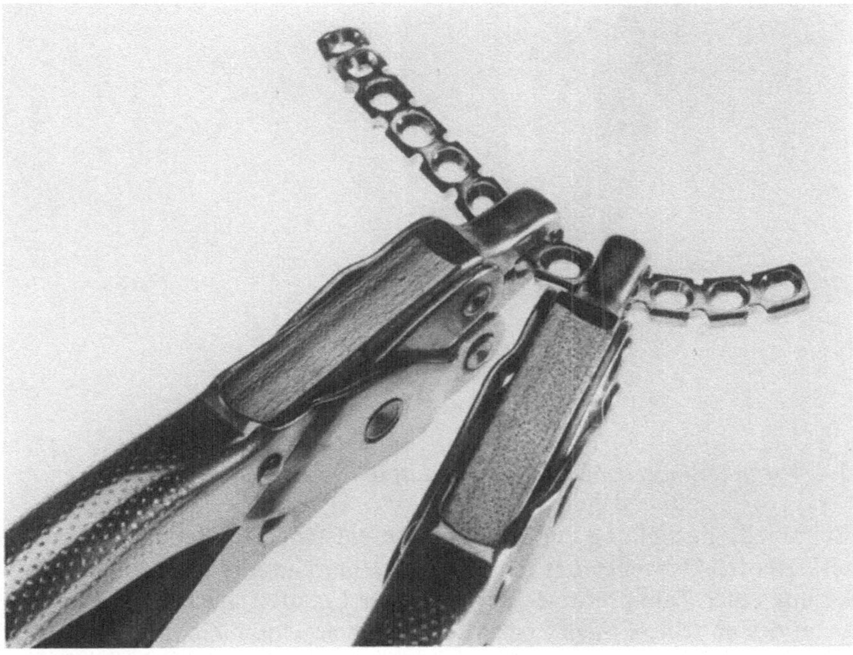

Abb. 40. Biegen einer Rekonstruktionsplatte mit speziellen Biegezangen, mit denen die Platte je im Bereich eines Plattenglieds gefaßt wird. Dank der U-förmigen Kerben läßt sich die Platte zwischen den Löchern in alle Richtungen biegen oder verwinden

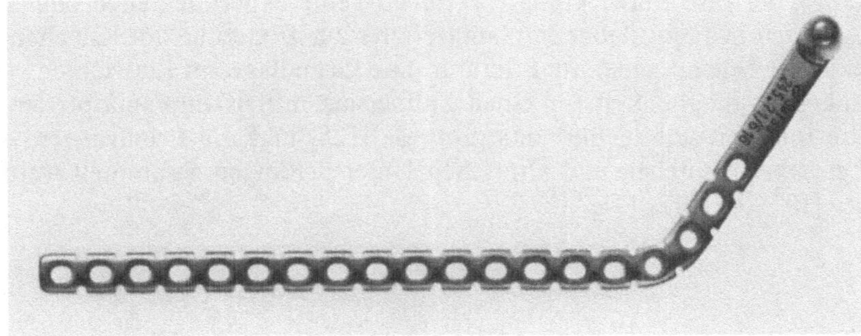

Abb. 41. Rekonstruktionsplatte mit Gelenkkopf. Der Schenkel dient zur Fixation bis in den Horizontalastbereich der Gegenseite

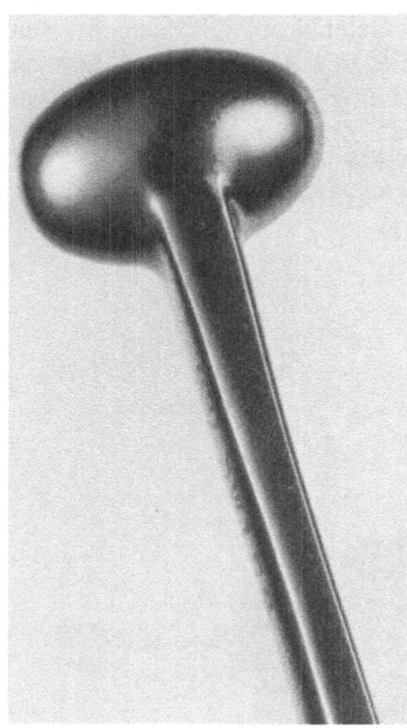

Abb. 42. Der Prothesenhals geht ohne Auflage direkt in den vertikalen Schenkel über. Der Prothesenkopf ist bisphärisch queroval. Dessen Radius in der Sagittalebene ist kleiner als derjenige in der Transversalebene

1.4 Verankerungselement für Implantatpfeiler

Bei Wiederherstellung der Kaufunktion entsteht nach Überbrückung des Unterkieferdefekts wegen des fehlenden Alveolarkammes das Problem der Verankerung einer Zahnprothese. Bei alleiniger Fixation am Restzahnbestand kann es zu dessen frühzeitigen Lockerung kommen. Unser Ziel bestand in der Befestigung eines Verankerungselements an einem Plattenglied der Rekonstruktionsplatte zur Aufnahme eines Implantatpfeilers für die Fixierung einer Zahnprothese (Abb. 43–46). Über die Verankerungselemente und Implantatpfeiler zur Fixation an der Rekonstruktionsplatte sind außer einer vorläufigen Mitteilung über ihre Entwicklung [114] noch keine experimentellen oder klinischen Arbeiten bekannt. Über Implantatpfeiler zur Fixierung am Knochen hingegen existiert eine ausgedehnte Literatur. Die Grundlage zur Entwicklung einer Verankerungsmöglichkeit für einen Zahnersatz mittels Implantatpfeilers bildeten die funktionsstabile Implantatprothese [125] und die Erfahrungen, die damit bei experimentellen und klinischen Untersuchungen gesammelt werden konnten [102, 106, 112, 131].

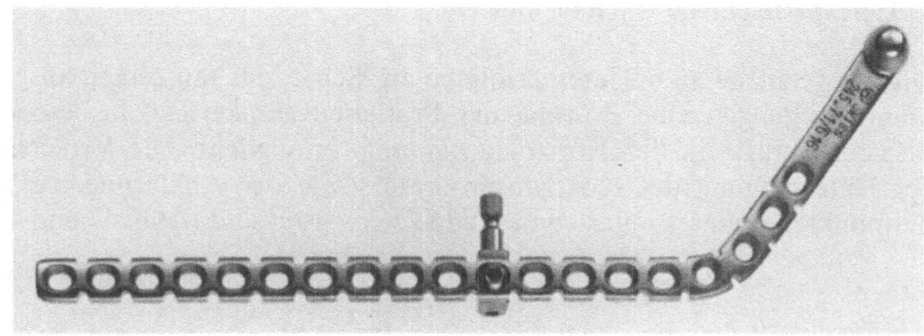

Abb. 43. An den Löchern der Rekonstruktionsplatte lassen sich Verankerungselemente anschrauben, in die wiederum Implantatpfeiler zur Fixation eines Zahnersatzes eingesetzt werden können

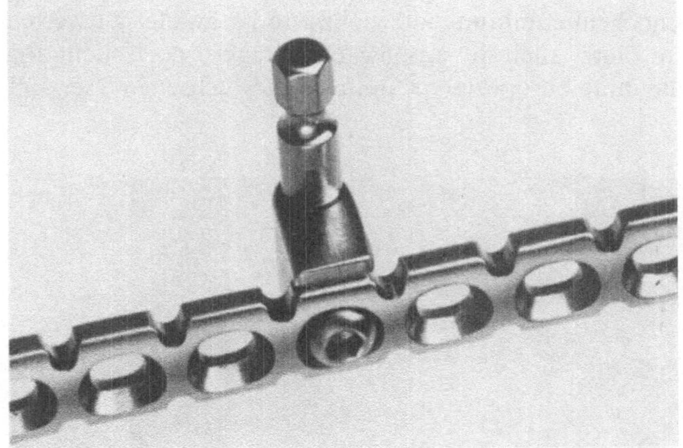

Abb. 44. Implantatpfeiler, eingeschraubt im Verankerungselement, das mit einer normalen 2,7-mm-Kortikalisschraube an der Platte fixiert ist

Abb. 45   Abb. 46

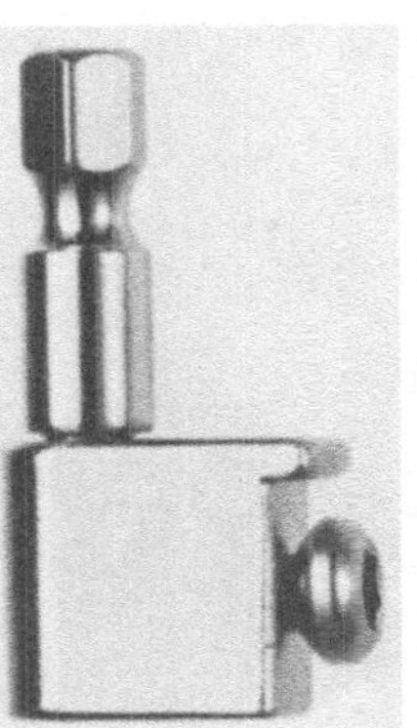
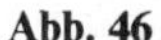
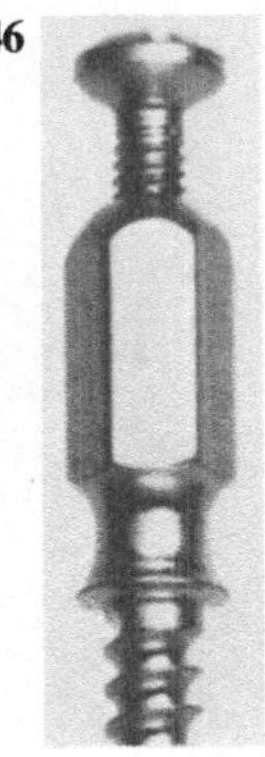

Abb. 45. Verankerungselement mit eingeschraubtem Implantatpfeiler mit Schraube zur Fixation an der Platte. Die Implantatpfeiler sind von verschiedener Länge und werden je nach der Dicke des Gewebes über dem Verankerungselement ausgewählt

Abb. 46. Implantatpfeiler mit Innengewinde, so daß Retentionselemente zur Fixation einer Suprakonstruktion aufgeschraubt werden können, die als Auflage für den Zahnersatz dient

2 Tierexperimentelle Untersuchungen

Die Vorversuche an 6 Tieren erfolgten am Schaf, das mit seinen ausgeprägten
Mahlbewegungen eine Prüfung der Prothesenverankerung, insbesondere auf
Belastungskräfte in der Horizontalrichtung, ermöglicht. Die Versuche galten
der Untersuchung der Kondylusprothese sowie der Abklärung, zu welchem
Zeitpunkt die interessantesten Befunde zu erwarten sind (Abb. 47 und 48).

2.1 Versuchstier

Zur *Wahl des Versuchstiers:* Für die Untersuchung der entwickelten Rekonstruktionsplatten kam nur ein Tier in Frage, das in bezug auf Kaubewegungen
und Kieferform den Bedingungen beim Menschen möglichst nahekommt. Die
Rekonstruktionsplatten sollten sowohl an ausgewachsenen als auch an noch
wachsenden Tieren geprüft werden. In der Absicht, Gewichtszunahme und
Knochenneubildung als wichtigste Parameter zu werten, ging es weiter darum,
die Tiere, auch die ausgewachsenen, bei noch nicht abgeschlossener Gewichtszunahme zu operieren. Beim ausgewachsenen Tier sollte der Kiefer den Grö-

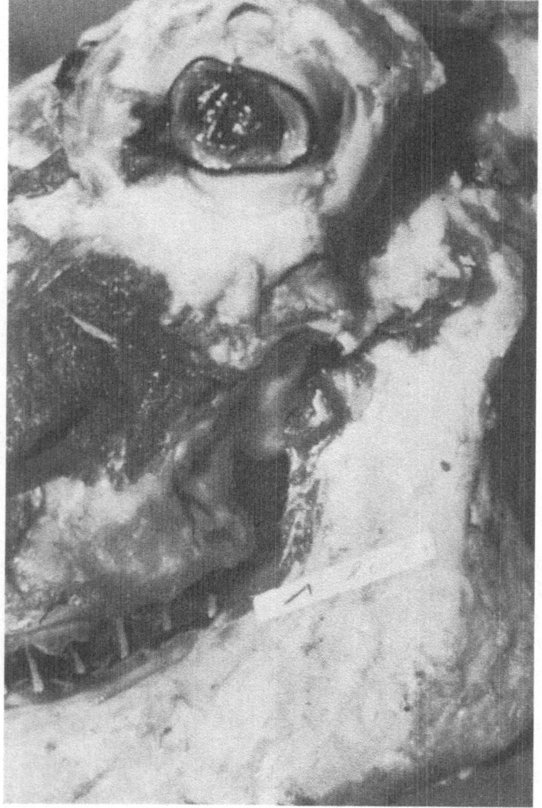

a

Abb. 47 a – c. Kondylusprothese
am Schaf 9 Monate nach Resektion und Ersatz des Kiefergelenkköpfchens (Tier 1). **a** Prothese und
Schraubenköpfe sind von Knochen
bedeckt. **b** Nach Abmeißelung der
periostalen Auflagerung wird die
Kondylusprothese sichtbar. **c** Pro-
thesenlager mit periostaler Knochenneubildung längs des Prothe-
senrandes. Die Schraubenlager
sind knöchern begrenzt

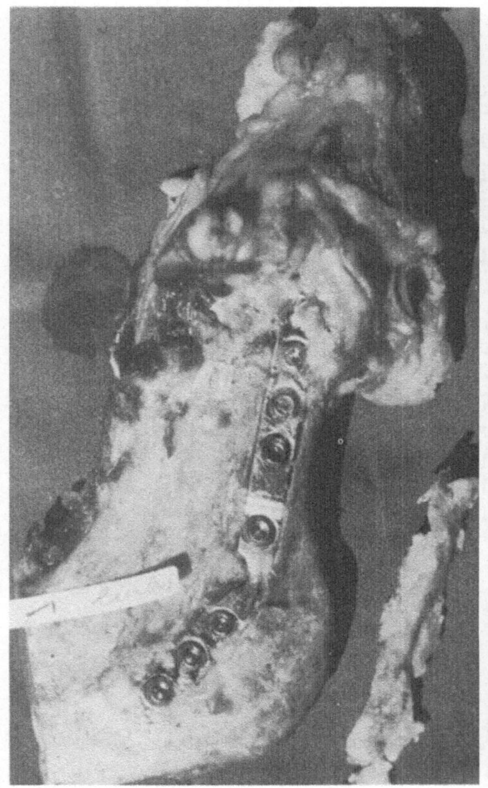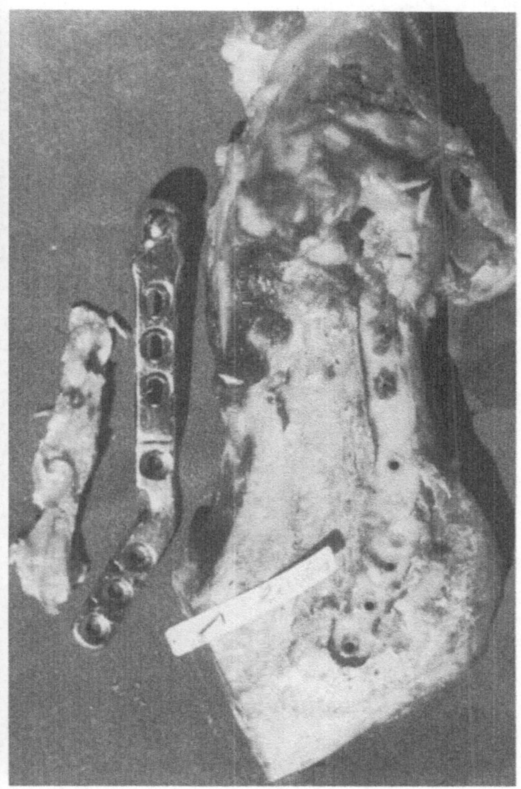

Abb. 47 b,c

ßenverhältnissen beim Menschen entsprechen. Die Wahl fiel auf 5–12 Monate alte *Minipigs* mit einem Ausgangsgewicht zwischen 16 und 59 kg. Die Versuche erfolgten an 44 Tieren.

Zur *Haltung der Tiere:* Die Minipigs wurden, mehrere Tiere zusammen, in Boxen gehalten und bekamen Trockenfutter (Fa. Alleinfutter UFA) zu fressen. Die Tiere erhielten eine Antibiotikaprophylaxe mit Spectacillin (Fa. Sandoz) i. v. 1–2 g bei der Prämedikation, danach während 3 Tage Cobiotic (Fa. Pfizer) i. m. 5 ml.

Zur *Anästhesie* der Tiere (Tabelle 1): Die Intubation erfolgte nach Prämedikation mit Ketalar (Fa. Parke Davis) i. m. bis zu 12,5 mg je kg KG und nach Einleitung mit Stresnil (Fa. Cilag) i. v. 2 mg je kg KG, Hypnodil (Fa. Jansson) i. v. 5 mg je kg KG und Atropin (Fa. Dispersa) i. v. 0,05 mg je kg KG unter Gabe von Succinolin (Fa. Amino) i. v. 2 mg je kg KG. Dann wurden die Tiere unter Relaxation mit Alloferin (Fa. Roche) i. v. 0,5 mg je kg KG und Analgesie mit Pethidin (Fa. Hoechst) oder Nembutal (Fa. Abbott) i. v. 5 mg je kg KG mit einem 50%igen Lachgas-Sauerstoff-Gemisch mit einer Frequenz von 21 Atemzügen pro min und einem Atemminutenvolumen von 3,5 l mit einem Radcliff-Apparat maschinell beatmet. Die Extubation erfolgte unter Atropin i. v. 0,05 mg je kg KG, Prostigmin (Fa. Roche) i. v. 0,25 mg je kg KG und Novalgin (Fa. Hoechst) i. v. und i. m. je 50 mg pro kg KG.

Tabelle 1. Narkosetechnik

	Medikament	Verabreich-chung	Dosis	
Prämedikation	Ketalar	i.m.	12,5	mg/kg KG
Einleitung	Stresnil	i.v.	2	mg/kg KG
	Hypnodil	i.v.	5	mg/kg KG
	Atropin	i.v.	0,05	mg/kg KG
Intubation	Succinolin	i.v.	2	mg/kg KG
Beatmung	Maschinell		21	Atemzüge/min
	(Radcliff-Apparat)		3,5 l	Atemminuten-volumen
Inhalation	N_2O/O_2		3:2 bis 1:1	
Analgesie	Pethidin	i.v.	0,05	mg/kg KG
	Nembutal	i.v.	5	mg/kg KG
Extubation	Atropin	i.v.	0,05	mg/kg KG
	Prostigmin	i.v.	0,25	mg/kg KG
	Novalgin	i.v. und i.m.	je 50	mg/kg KG

2.2 Versuchsanordnung

Zur *Gruppeneinteilung* (Tabellen 2 und 3): Durch Unterteilung entsprechend den bei der Problemstellung ausgewählten Variablen (Schraubenzahl und Plattenlänge; mit oder ohne Implantatpfeiler; Art des Einsetzens der Implantatpfeiler; extraoraler oder kombinierter intra-/extraoraler Zugang; mit oder ohne Periostablösung im Alveolarkammbereich; mit oder ohne Umschneidung eines Hautlappens; Überlebenszeit 3−4 Monate oder über 3 Jahre) entstanden 5 Gruppen:

In der *Gruppe 1* dienten 7 Minipigs (Tiere 1−7) ohne Operation, jedoch in gleicher Art und Weise gehalten wie die Versuchstiere, als Kontrolle.

In der *Gruppe 2* kam an 6 Minipigs (Tiere 8−13) von einem extraoralen Zugang aus die Rekonstruktionsplatte mit Gelenkkopf zur Anwendung. Die Resektion erfolgte 1−2 cm proximal vom Kinnübergang zum Horizontalast. Die Rekonstruktionsplatten wurden bei den Tieren 8 und 9 gekürzt und lediglich im Kinnbereich mit 5−7 Schrauben fixiert. Bei den Tieren 10−13 ermöglichte ein Anpassen der Rekonstruktionsplatte ohne Kürzung bis auf die Gegenseite eine Verankerung mit 9−12 Schrauben.

In der *Gruppe 3* erfolgte an 11 Minipigs (Tiere 14−24) nach Halbseitenresektion proximal vom Kinnbereich über einen extraoralen Zugang die Verankerung der Rekonstruktionsplatte mit Gelenkkopf, bei den Tieren 14−21 im Kinnbereich mit 5−7, bei den Tieren 22−24 im Kinnbereich bis auf die Gegenseite mit 9−12 Schrauben. Das Anschrauben eines Verankerungselements an der Rekonstruktionsplatte ermöglichte das Anbringen eines Implantatpfeilers (Abb. 49), dessen Ende transmukös in die Mundhöhle ragte.

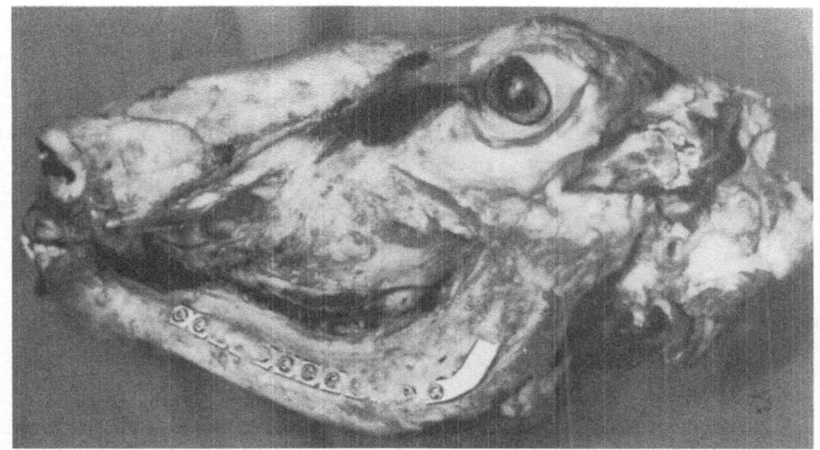

a

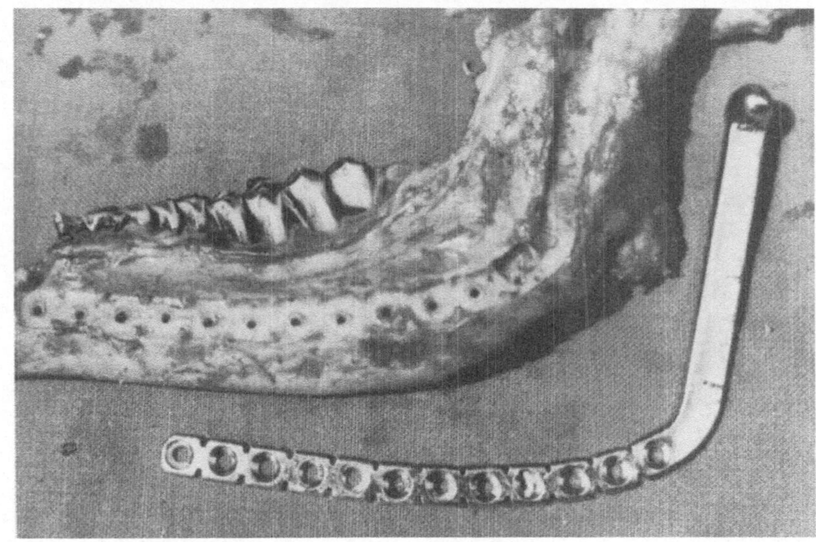

b

Abb. 48 a, b. Rekonstruktionsplatte mit Gelenkkopf am Schaf 6 Monate nach Resektion und Ersatz des aufsteigenden Unterkieferastes unmittelbar distal der Zahnreihe (Tier 5). **a** Die Rekonstruktionsplatte ist im Bereich des aufsteigenden Astes teilweise von Knochen bedeckt. Der aufsteigende Unterkieferast ist, ausgehend vom in situ belassenen Periost, vollständig knöchern regeneriert; die Resektionsstelle ist kaum mehr sichtbar. **b** Implantatlager nach Entfernung der Rekonstruktionsplatte. Implantatlager und alle Schraubenlager sind knöchern begrenzt

In der *Gruppe 4* begann an 10 Minipigs (Tiere 25 – 34) die Operation von einem intraoralen Zugang aus mit der Zahnextraktion und anschließender Naht der Mundschleimhaut. Danach erfolgte über einen extraoralen Zugang die Resektion proximal vom Kinnbereich in Stufenform. Dabei wurde bei den Tieren 25 – 29 das Periost im Alveolarkammbereich abgelöst, während es bei den Tieren 30 – 34 intakt blieb. Nach Verschraubung einer Rekonstruktionsplatte mit Gelenkkopf im Kinnbereich bis zur Gegenseite mit 9 – 12 Schrauben wurde ein Pfeiler transalveolär durch die Extraktionswunde eingesetzt und mit einem Verankerungselement an der Platte fixiert (Abb. 50).

Tabelle 2. Versuchsanordnung mit Schraubenzahl und Implantatpfeiler als Hauptvariablen

Schraubenzahl	Implantatpfeiler				Anzahl Tiere
	Keiner	Trans-mukös	Trans-alveolär	Trans-ossär	
Keine	7	–	–	–	7
5–7 Schrauben	2	8	–	–	10
9–12 Schrauben	4	3	10	10	27
Gesamt	13	11	10	10	44

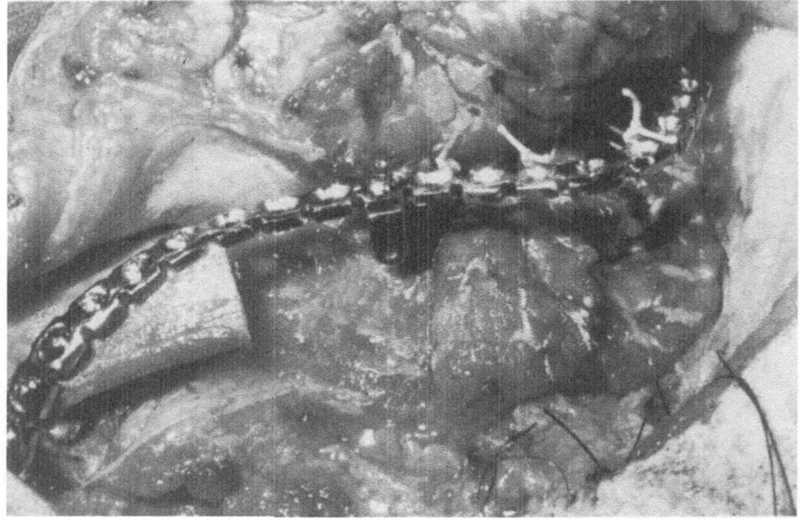

Abb. 49. Operationssitus am Minipig (Tier 16). Resektion im Horizontalastbereich links proximal vom Kinn. Fixation einer Rekonstruktionsplatte mit Gelenkkopf im Kinnbereich mit 7 Schrauben. Einsetzen eines Implantatpfeilers, der transmukös in die Mundhöhle reicht und mit einem Verankerungselement an der Platte fixiert ist. Der M. temporalis wird mit Haltefäden im Winkelbereich an die Platte geknüpft

36

Tabelle 3. Übersicht über die Versuchsanordnung

Gruppe	Anzahl Tiere	Tier Nr. Nr.	Resektion	Zugang	Anzahl Schrauben	Implantat-pfeiler	Besonderes	
1	7	1–7	–	–	–	–	Kontrolltiere	
2	6 / 2	8–13	Quer, 15 cm	Extraoral	5– 7	Keiner	Tiere 8– 9 Verankerung bis Kinn	
	4				9–12		Tiere 10–13 Verankerung bis Gegenseite	
3	11 / 8	14–24	Quer, 15 cm	Extraoral	5– 7	Transmukös	Tiere 14–21 Verankerung bis Kinn	
	3				9–12		Tiere 22–24 Verankerung bis Gegenseite	
4	10 / 5	25–34	Stufe, 15 cm	Kombiniert intra-/ extraoral	9–12	Transalveolär	Tiere 25–29 mit	Ablösen des Periosts im Bereich des
	5						Tiere 30–34 ohne	Alveolarkamms
5	10 / 5	35–44	Stufe, 13 cm	Extraoral	9–12	Transossär	Tiere 35–39 Überlebenszeit 3–4 Monate	
	5						Tiere 40–44 Überlebenszeit über 2 Jahre	

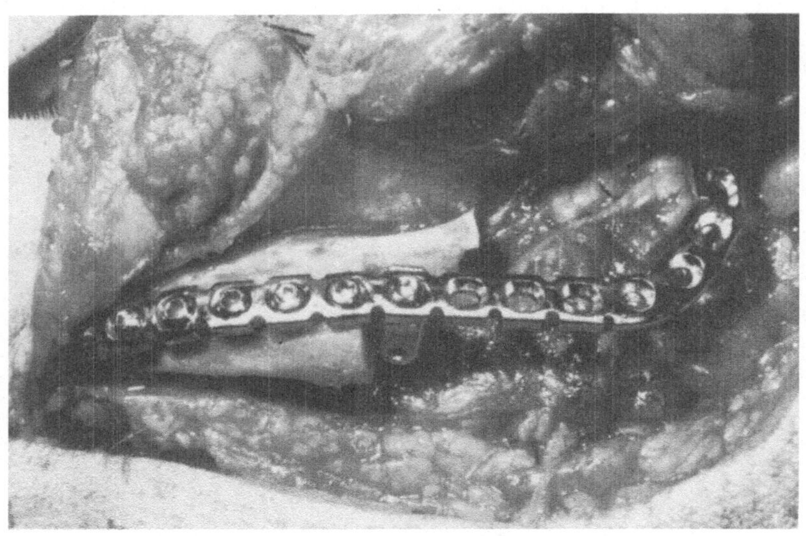

Abb. 50. Operationssitus am Minipig (Tier 25). Stufenförmige Resektion im Horizontalastbereich links. Fixation einer Rekonstruktionsplatte mit Gelenkkopf bis auf die Gegenseite. In ein an der Platte befestigtes Verankerungselement wird ein Implantatpfeiler eingesetzt, der nach Extraktion des betreffenden Zahnes transalveolär in die Mundhöhle reicht

In der *Gruppe 5* setzten wir an 10 Minipigs (Tiere 35−44) von einem extraoralen Zugang aus nach stufenförmiger Resektion ca. 1 cm proximal des 1. Molaren und nach Entfernung der im Knochen befindlichen Zahnkeime den Implantatpfeiler transossär in die Mundhöhle ein. Das Verankerungselement diente zur Befestigung des Pfeilers an der Rekonstruktionsplatte mit Gelenkkopf, die im Kinnbereich bis auf die Gegenseite mit 9−12 Schrauben fixiert wurde. Bei den Tieren 35−39 erfolgte nach der normalen Versuchsdauer von 3−4 Monaten die Sektion, während die Tiere 40−44 für einen Langzeitversuch mehrere Jahre am Leben bleiben sollten.

2.3 Operationstechnik

Das Einsetzen der Rekonstruktionsplatte mit Gelenkkopf (Tabelle 4) wurde bei Wahl des *extraoralen Zugangs* nach Waschen, Rasieren und Desinfizieren unter klinisch sterilen Bedingungen von einem Hautschnitt vom Ohransatz entlang dem aufsteigenden Kieferast über den Kieferwinkel zum horizontalen Ast und Kinn und von dort bis zum horizontalen Ast der Gegenseite vorgenommen. Eine Weichteilschädigung ließ sich durch Umschneiden eines schmalen Lappens im Kinnbereich simulieren, der beim Wundverschluß auf die eingesetzte Platte zu liegen kam (Tiere 30−39). Nach Durchtrennung des Platysma und Ligatur der A. und V. facialis ließen sich der N. facialis aufsuchen, freipräparieren und unter seiner Schonung der M. masseter und M. pterygoideus lateralis und medialis abschieben. Nun wurde das Gefäßnervenbündel im Bereich der

38

Tabelle 4. Operationstechnik

	Kondylusprothese	Rekonstruktionsplatte mit Gelenkkopf
Vorbereitung:	Seitenlage, Waschen, Rasieren, Desinfizieren	
Schnitt-führung:	2 Schnitte: entlang Jochbogen einerseits, 1 QF unterhalb Kieferwinkel andererseits	1 Schnitt: Vom Ohransatz entlang dem aufsteigenden Kieferast über den Kieferwinkel zum horizontalen Ast und Kinn bis zum horizontalen Ast der Gegenseite
Präparation:	Kiefergelenk einerseits, Kieferwinkel andererseits, subperiostaler Tunnel dazwischen	Darstellung des N. facialis, Kiefergelenk und Unterkiefer bis zum Horizontalast der Gegenseite
Resektion:	Gelenkfortsatz (4 Schafe)	Kieferwinkel unter Schonung des N. alveolaris inferior (2 Schafe), Halbseitenresektion etwas proximal vom Kinn (37 Minipigs)
Anpassen:	Prothesenkopf in Gelenkpfanne, Dorn in Kollumstumpf, Stiel lateral an Unterkiefer	Prothesenkopf in Gelenkpfanne, Prothesenstiel bis Kinn oder bis Horizontalast der Gegenseite
Fixation:	exzentrisches Bohren in DCP-Löcher, zentrische Bohren in runde Löcher, Gewindeschneiden, Verschrauben	zentrisches Bohren, Gewindeschneiden, Verschrauben: 5–7 oder 9–12 Schrauben
Muskel-adaptation:		M. temporalis, M. masseter, M. pterygoideus medialis an Rekonstruktionsplatte fixiert
Verschluß:	schichtweise M. masseter, Platysma, Haut	

Eintrittsstelle der Lingula ligiert. Die Entfernung vorerst lediglich des Kiefergelenkköpfchens diente dem Anpassen der Rekonstruktionsplatte mit Gelenkkopf an den Unterkieferrand über das Kinn bis an die Gegenseite mit Hilfe der beiden Biegezangen. Daran schloß sich die Halbseitenresektion etwas proximal vom stark fliehenden Kinn unter sorgfältigem Abschieben der Gingiva je nach Gruppenzugehörigkeit quer oder stufenförmig an (Abb. 49 und 50). Das Resektat maß vom Kondylus über den Kieferwinkel bis zur Resektionsstelle durchschnittlich 13 – 15 cm. Eine doppelte Naht der Schleimhautränder von extraoral her ermöglichte einen dichten Wundverschluß der breit eröffneten Mundhöhle. Die gekürzte Rekonstruktionsplatte mit Gelenkkopf ließ sich nach Bohren und Gewindeschneiden im Kinnbereich mit 5 – 7, die ungekürzte bis auf die Gegenseite mit 9 – 12 Schrauben unter Kontrolle der Okklusion einerseits und des guten Sitzes des Gelenkköpfchens in der Gelenkpfanne andererseits verankern. Danach setzten wir die Implantatpfeiler ein, je nach Gruppenzugehörigkeit in Gruppe 3 transmukös (d.h. durch die Schleimhaut), in Gruppe 4 transalveolär (d.h. durch die Alveole eines extrahierten Zahnes) und in Gruppe 5 transossär (d.h. durch den Knochen im unbezahnten Bereich) und nahmen die Verschraubung mittels eines Verankerungselements an der Platte vor (Abb. 49 und 50).

Die Adaptation der Masseter- und Mundbodenmuskulatur um Pfeiler, Verankerungselement und Platte mit einigen Fixationsnähten sollte eine Hohlraumbildung verhindern. Die Befestigung der Sehne und des knöchernen Ansatzes des M. temporalis sowie des M. masseter und M. pterygoideus mit starken Fäden an der Platte im Bereich des Kieferwinkels hatte das Ziel, die Rekonstruktionsplatte mit ihrem Gelenkkopf in die Gelenkpfanne zu drücken und seine Luxation zu verhüten (Abb. 49). Die Adaptation der Masseter-Pterygoideus-Schlinge um die Platte und die Vereinigung durch eine Naht verfolgten den gleichen Zweck. Den weiteren Verschluß nahmen wir schichtweise auf Höhe von Platysma und Haut vor.

Beim *kombinierten intra- und extraoralen Vorgehen* wurden vorgängig von intraoral die Zähne extrahiert. Nach Mobilisation von Schleimhaut und Periost erfolgte die plastische Deckung der Alveolen ebenfalls von intraoral (Tabelle 4).

2.4 Postoperative Kontrollen

Die folgende Übersicht zeigt die durchgeführten Untersuchungen:

Postoperative Kontrollen (zuerst täglich, dann wöchentlich)
  Gewicht
  Temperatur und Puls
  Kaufunktion
  Polychrome Sequenzmarkierung

Sektion und makroskopische Untersuchung
  Stabilität der Defektüberbrückung
  Plattensitz
  Schraubensitz
  Knochenneubildung im Resektionsbereich
  Knochenneubildung im Bereich der Prothesenverankerung
  Operationsnarbe
  Weichteilbedeckung
  Kaumuskulatur
  Gewebe um Implantatpfeiler
  Schleimhautbedeckung
  Implantatlager
  Pfeilerverankerung
  Kiefergelenkbeweglichkeit
  Gelenkstabilität
  Seitliche Abweichung des Unterkiefers

Röntgenaufnahme
  Axial und seitlich

Mikroskopische Untersuchung von Plattenverankerung, Gelenkpfanne, Pfeilerverankerung, Kiefergelenk der Gegenseite
  Unentkalkte Mikrotomschnitte mit Goldner-Färbung, 5–7 µm dick
  Mikroradiographie
  Unentkalkte Knochenschliffe, 80–100 µm dick
  Fluoreszenzmikroskopie

40

Tabelle 5. Markierungsplan und Markierungssubstanzen zur polychromen Sequenzmarkierung. (Nach Rahn 1976)

OP	XO	C	TC		Sektion

0 1 2 3 4 5 6 7 8 9 10 11 12 13 14 Wochen

Substanz	Zubereitung	pH-Einstellung auf 7,2 mit	Dosierung mg/kg KG	ml/kg KG
XO Xylenolorange-Natrium	9 g in 100 ml	HCl	90	1
C Calcein	1 g in 100 ml	NaOH	10	1
TC Oxytetracyclin	Nach Herstellervorschrift		25	–

In der postoperativen Phase fand in der ersten Zeit täglich, dann wöchentlich eine Nachkontrolle unter Messung des Gewichts und unter Beurteilung der Kaufunktion statt. Die Minipigs bekamen Trockenfutter zu fressen. Um später die Etappen des Knochenumbaus zu überprüfen, erhielten die Tiere zur polychromen Sequenzmarkierung gemäß den Angaben von RAHN ([84], Tabelle 5) wöchentlich, mit der 3. Woche beginnend, zuerst Xylenolorange (Fa. Siegfried) 90 mg je kg KG, dann Calcein (Fa. Siegfried) 10 mg je kg KG und zuletzt Oxytetracyclin 25 mg je kg KG gespritzt.

2.5 Sektion

Die Sektion erfolgte nach 11 – 17 Wochen (Durchschnitt 13,3 Wochen). Vorerst ließen sich makroskopisch (Abb. 51 – 56) die folgenden Parameter beurteilen und kontrollieren:

– Stabilität der Defektüberbrückung,
– Plattensitz,
– Schraubensitz,
– Knochenneubildung im Resektionsbereich,
– Knochenneubildung im Bereich der Plattenverankerung,
– Operationsnarbe,
– Weichteilbedeckung,
– Kaumuskulatur,
– Gewebe um Implantatpfeiler,
– Schleimhautbedeckung,
– Implantatlager,
– Pfeilerverankerung,
– Kiefergelenkbeweglichkeit,
– Gelenkstabilität,
– Fehlstellung des Unterkiefers.

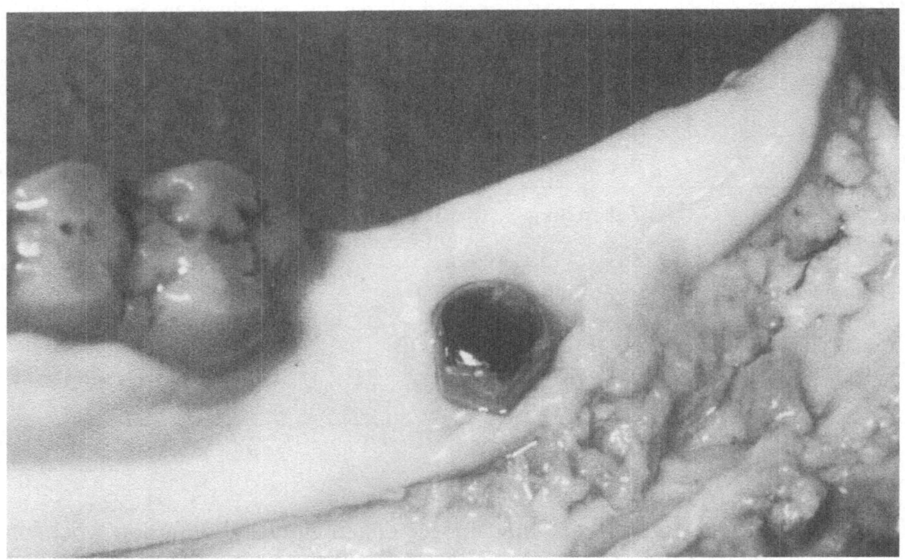

Abb. 51. Transmuköser Implantatpfeiler: Sektionspräparat vom Minipig, 13 Wochen nach Unterkieferfreiendersatz mit einer Rekonstruktionsplatte mit Gelenkkopf mit Verankerung bis zur Gegenseite und einen transmukös eingesetzten Implantatpfeiler (Tier 22). Die Schleimhaut im Bereich des Implantatpfeilers ist reizlos

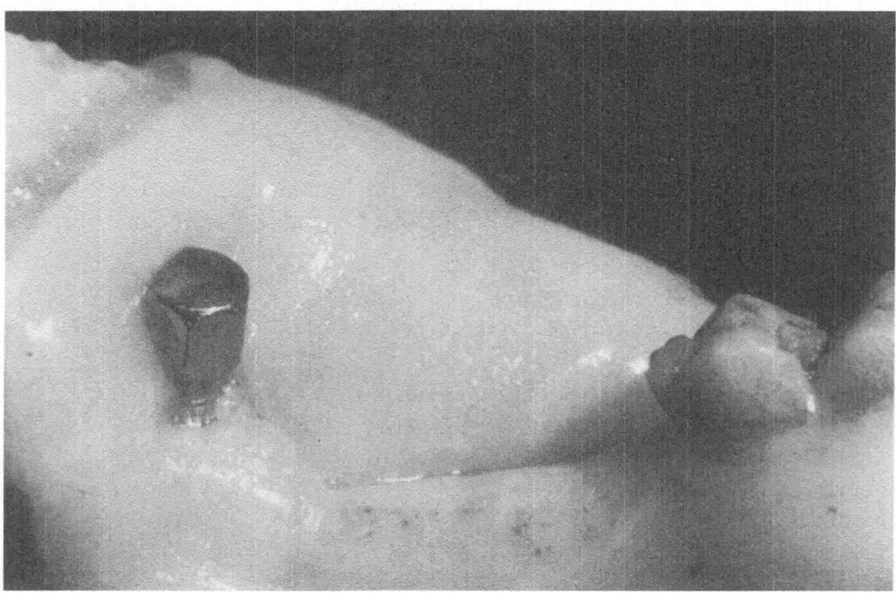

Abb. 52. Transalveolärer Implantatpfeiler: Sektionspräparat vom Minipig, 12 Wochen nach Unterkieferfreiendersatz mit Verankerung der Rekonstruktionsplatte mit Gelenkkopf bis zur Gegenseite und Einsetzen eines Implantatpfeilers durch die Alveole eines extrahierten Zahnes (Tier 33). Infolge der Knochenregeneration im resezierten Bereich liegt die Schleimhaut distal etwas höher als mesial im Bereich der noch in Abheilung begriffenen Extraktionswunde

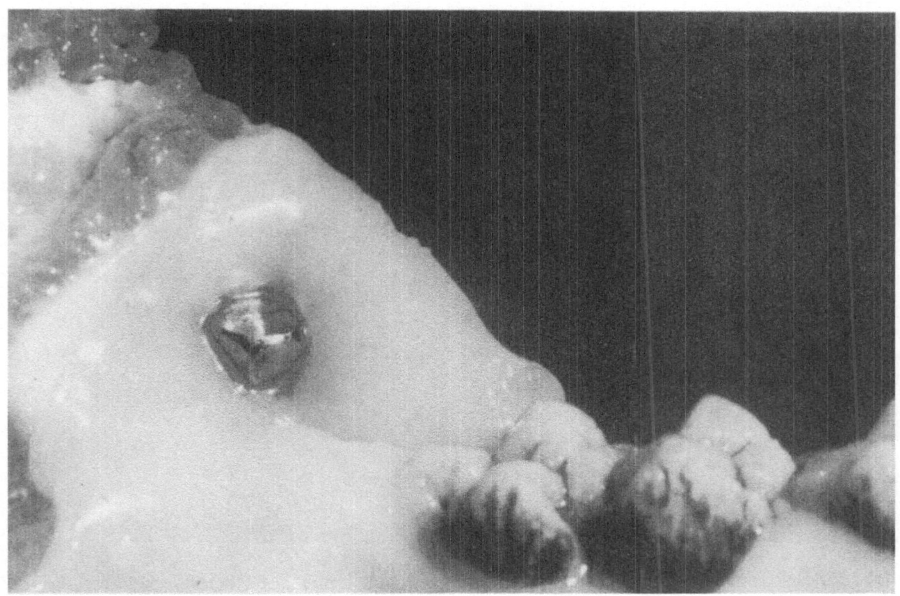

Abb. 53. Transossärer Implantatpfeiler: Sektionspräparat vom Minipig, 11 Wochen nach Unterkieferfreiendersatz mit Verankerung der Rekonstruktionsplatte mit Gelenkkopf bis zur Gegenseite und transossärem Einsetzen eines Implantatpfeilers (Tier 38). Die den Implantatpfeiler umgebende Schleimhaut ist reizlos (s. auch Abb. 59)

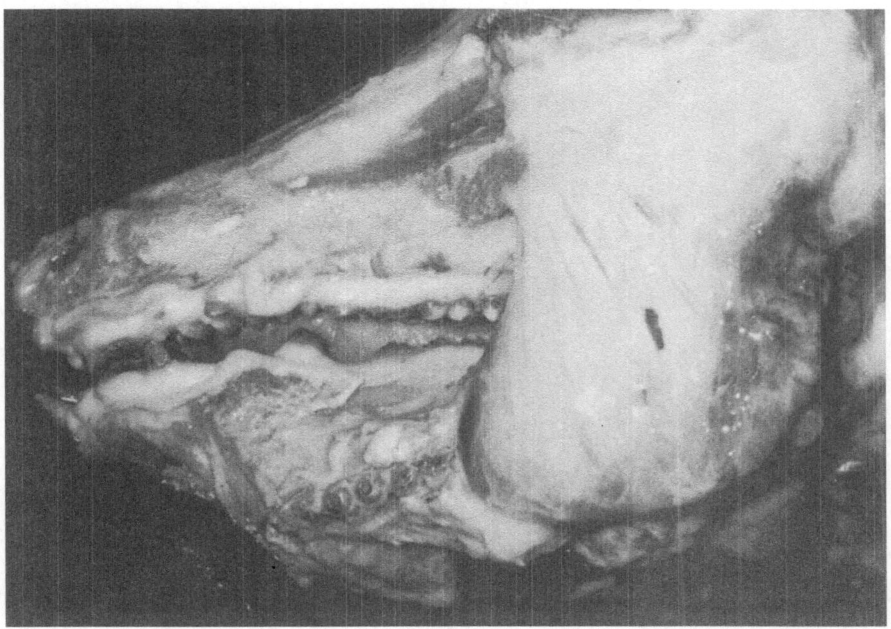

Abb. 54. Sektionsbefund am Minipig, 15 Wochen nach Operation (Tier 12). Bei funktionsstabiler Verankerung der Rekonstruktionsplatte mit Gelenkkopf zeigt die Kaumuskulatur sowohl auf der operierten Seite wie auf der Gegenseite keine Anzeichen einer Atrophie

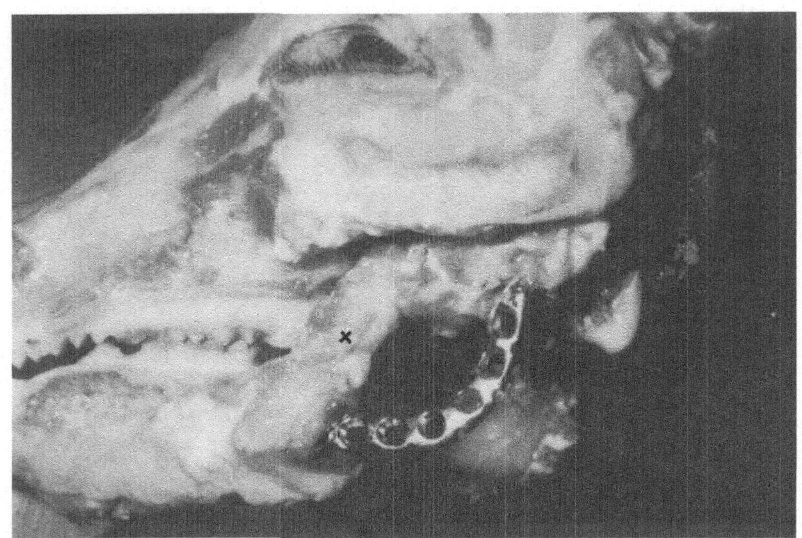

Abb. 55. Sektionsbefund am Minipig, 13 Wochen nach Unterkieferfreiendersatz mit Verankerung einer Rekonstruktionsplatte mit Gelenkkopf bis zur Gegenseite (Tier 27). Typische Konfiguration der den Defekt vollständig überbrückenden, auf funktionsstabile Verhältnisse hinweisenden Knochenregeneration (x) im 4. Monat mit Lokalisation v. a. am ventralen Rand des aufsteigenden Unterkieferastes (s. a. Abb. 58 a)

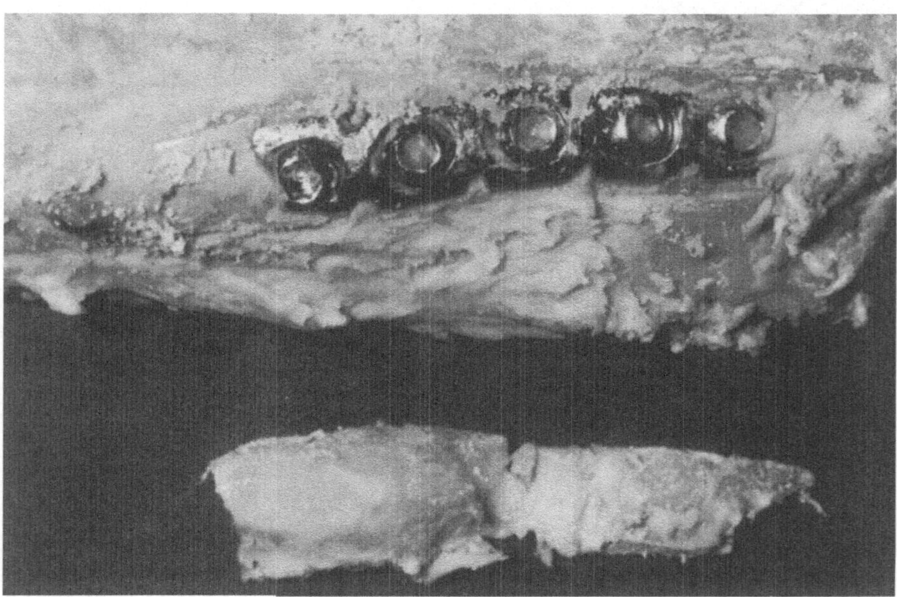

Abb. 56. Sektionspräparat vom Minipig, 11 Wochen nach Einsetzen einer Rekonstruktionsplatte mit Gelenkkopf (Tier 37). Knochenschale über der Platte und den Schraubenköpfen nach Abmeißelung

44

Nach der Sektion folgte die Fixation in vorgekühltem 50%igem Alkohol. Eine Woche später konnten wir vom Präparat eine axiale und nach Durchtrennung des Unterkiefers im Symphysenbereich eine seitliche Röntgenaufnahme (Abb. 57–59) anfertigen (s. Übersicht, S. 40).

Die weitere Aufarbeitung der Präparate hatte zum Ziel, von jedem Kiefer aus den Bereichen der Plattenverankerung, der Gelenkpfanne und des Pfeilers (Abb. 60) sowie vom Kiefergelenk der Gegenseite nach den Angaben von SCHENK [95] unentkalkte Mikrotomschnitte mit Goldner-Färbung (5–7 µm), Mikroradiographien, unentkalkte Knochenschliffe (80–100 µm), ungefärbt oder mit Stückfärbung in basischem Fuchsin herzustellen; die polychrome Sequenzmarkierung ließ sich im Fluoreszenzmikroskop untersuchen (Abb. 61–66, s. auch Übersicht, S. 40).

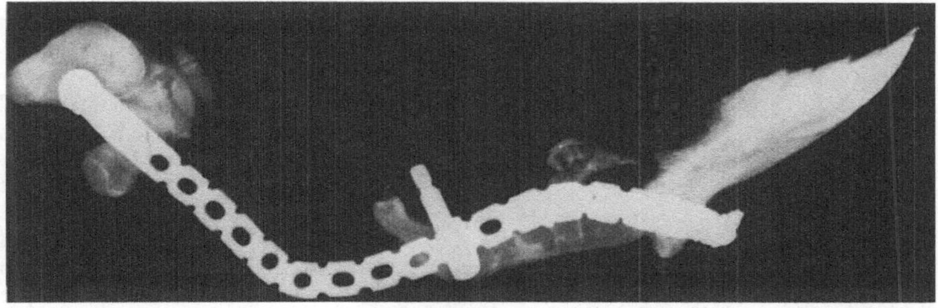

Abb. 57. Seitliche Röntgenaufnahme eines im Symphysenbereich durchtrennten Unterkieferpräparats, 16 Wochen nach Unterkieferresektion etwas proximal vom Kinn und Ersatz durch eine mit 7 Schrauben fixierte Rekonstruktionsplatte mit Gelenkkopf sowie einen transmukös eingesetzten Implantatpfeiler (Tier 19). Im Kinnbereich finden sich Anzeichen für eine beginnende Instabilität mit Knochenresorption unter der Platte; die Schrauben sind noch nicht gelockert. Die Knochenregeneration im Resektionsbereich überbrückt den Defekt auch nach 4 Monaten nicht und weist damit ebenfalls deutlich auf die Instabilität. Der neugebildete Knochen reicht im Horizontalast lediglich bis in den Bereich von Implantatpfeiler und Pfeilerverankerung, die jedoch dicht von Knochen umgeben sind. Eine deutliche, den künstlichen Gelenkkopf dicht umgebende Knochenneubildung ist auch im Bereich der Gelenkpfanne festzustellen

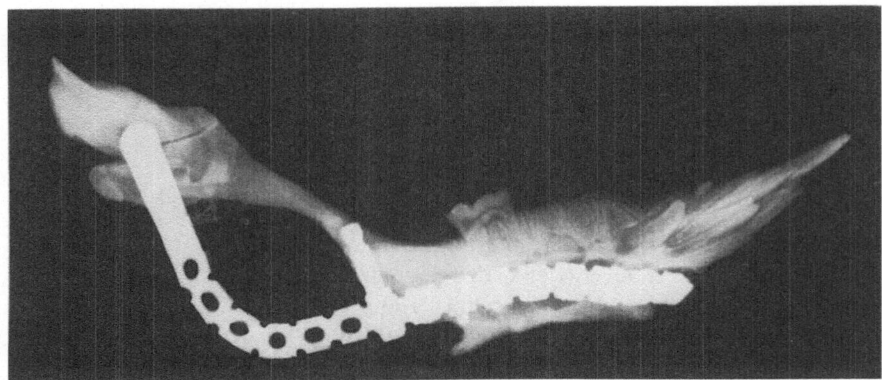

a

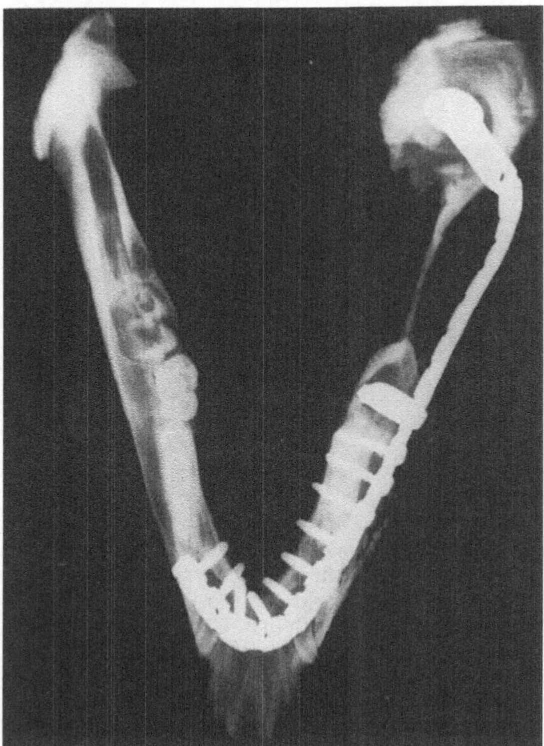

b

Abb. 58a, b. Seitliche bzw. axiale Röntgenaufnahme eines Unterkieferpräparats 13 bzw. 12 Wochen nach Unterkieferresektion im Seitenzahnbereich und Ersatz durch eine mit 12 bzw. 10 Schrauben fixierte Rekonstruktionsplatte mit Gelenkkopf sowie transalveolär eingesetzte Implantatpfeiler (Tier 27 bzw. 26). **a** Alle Schrauben sind stabil verankert. Die Knochenregeneration im resezierten Bereich überbrückt als Hinweis auf eine Funktionsstabilität den Defekt nach 13 Wochen schon vollständig und umgibt den Implantatpfeiler nicht nur basal im Bereich des Verankerungselements, sondern auch kranial vom ursprünglichen Alveolenrand (s. a. Abb. 55). Der künstliche Gelenkkopf ist dicht von Knochen umgeben. **b** Auch hier sind alle Schrauben stabil verankert. Im Bereich der Platte und der Schrauben ist keine Knochenresorption festzustellen. Die Knochenregeneration im resezierten Bereich ist als Hinweis für eine Funktionsstabilität nach 12 Wochen zwar noch schwach, jedoch schon durchgehend ausgebildet, während sich die Alveole um Verankerungselement und Implantatpfeiler noch nicht vollständig mit Knochen aufgefüllt hat. Der Knochen der Gelenkpfanne liegt dem künstlichen Gelenkkopf dicht an

---

Abb. 60a, b. Sektionspräparat vom Minipig, 12 Wochen nach Unterkieferfreiendersatz mit Verankerung einer Rekonstruktionsplatte mit Gelenkkopf bis zur Gegenseite und Einsetzen eines transalveolären Implantatpfeilers (Tier 26). **a** Implantatpfeiler und Pfeilerverankerung nach Entfernung der Rekonstruktionsplatte. **b** Implantatpfeiler und Verankerungselement sind entfernt und ersetzt durch einen Kunststoffstift, damit das Präparat sich beim Einbetten in Methylmethacrylat nicht verformt

46

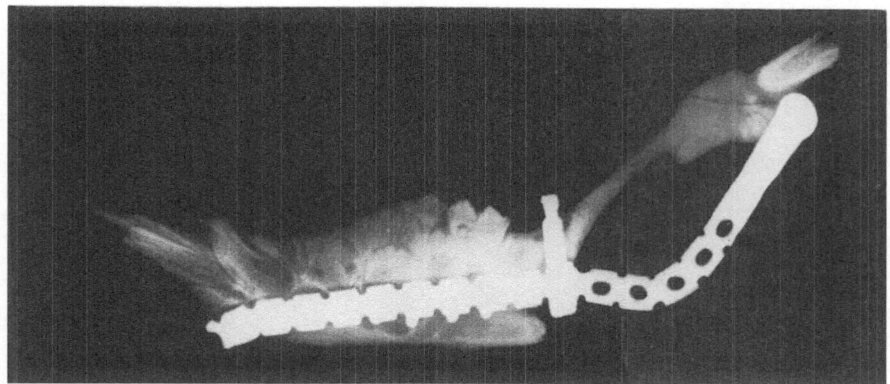

Abb. 59. Seitliche Röntgenaufnahme eines im Symphysenbereich durchtrennten Unterkieferpräparats 11 Wochen nach Unterkieferresektion im Seitenzahnbereich und Ersatz durch eine mit 11 Schrauben fixierte Rekonstruktionsplatte mit Gelenkkopf sowie einen transossär eingesetzten Implantatpfeiler (Tier 38). Als Hinweis auf Funktionsstabilität zeigen alle Schrauben und die Platte aus röntgenologischer Sicht eine stabile Verankerung. Im resezierten Bereich ist die Knochenregeneration durchgehend und für 11 Wochen deutlich ausgebildet. Der Implantatpfeiler ist dicht von ursprünglichem und neugebildetem Knochen umgeben (s. auch Abb. 53). Der Bereich der Gelenkpfanne ist im Vergleich zur Kontrollseite unverändert

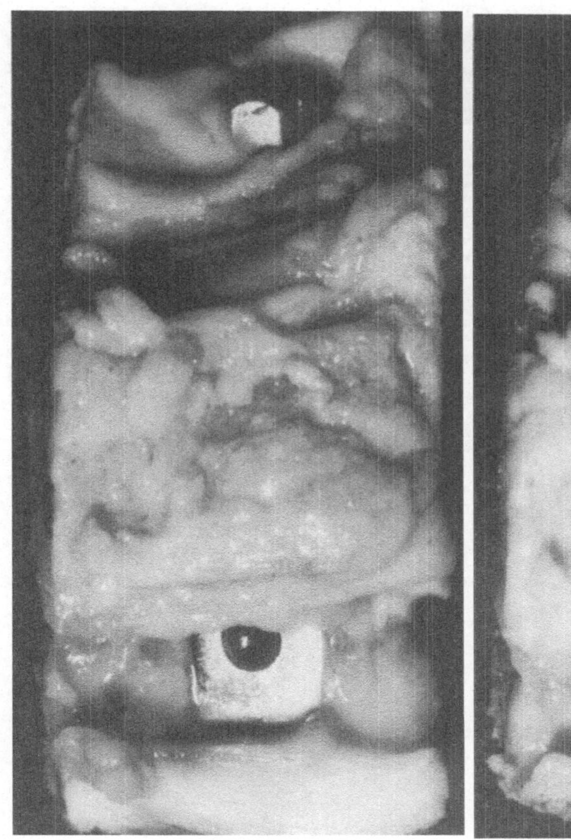

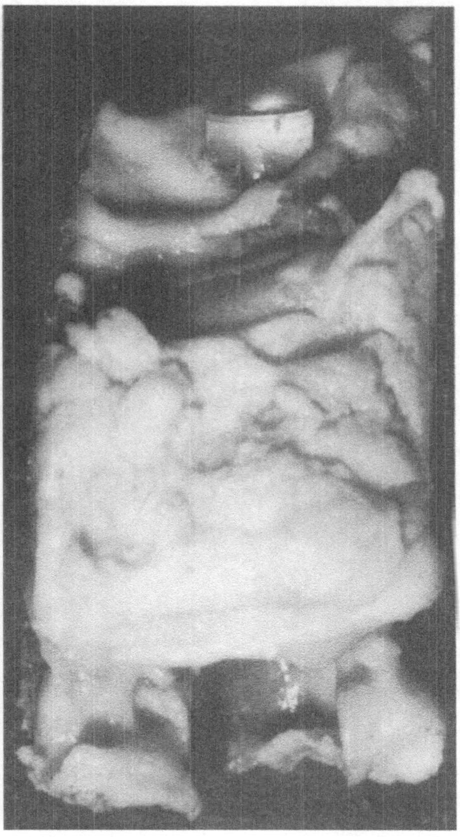

a

b

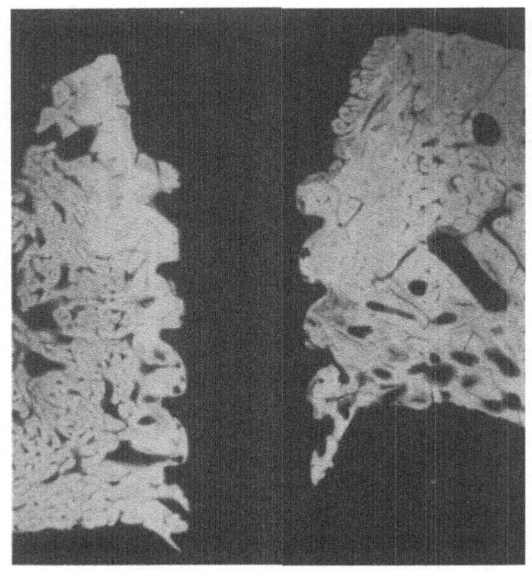

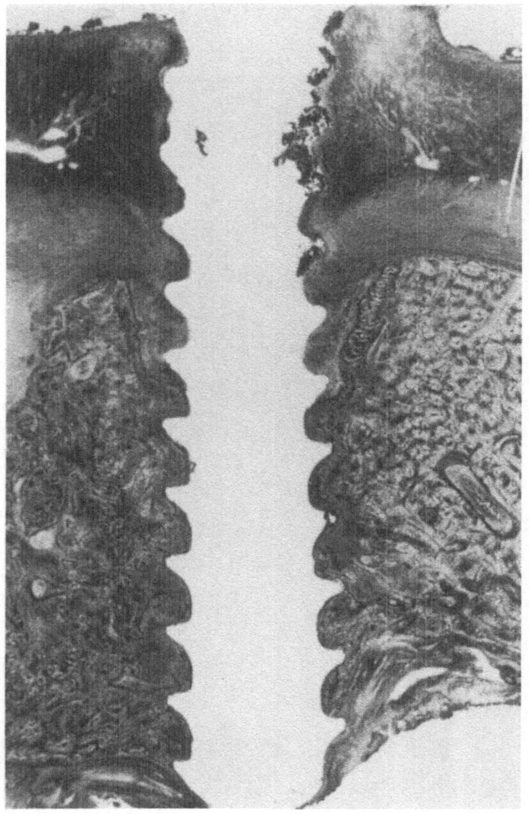

Abb. 61 a – d. Platten- und Schraubenlager im Bereich des horizontalen Kieferastes am Minipig, 14 Wochen nach Unterkieferfreiendersatz mit Verankerung einer Rekonstruktionsplatte mit Gelenkkopf bis zum Kinn mit 7 Schrauben (Tier 15). Anzeichen für eine beginnende Instabilität der Schraubenverankerung. Im Bereich des Schraubenhalses findet sich eine trichterförmige Erweiterung des knöchernen Schraubenkanals. Diese ist ausgefüllt mit einer gegen das Plattenlager umgekehrt kegelförmig zunehmend dicker werdenden Bindegewebeschicht. In diesem Bereich sind auch die Gewindegänge der Schrauben bindegewebig begrenzt. Im plattenfernen Bereich der Schrauben reicht der Knochen noch bis in die einzelnen Gewindezüge. An der Oberfläche des knöchernen Gewindes findet sich neugebildeter Knochen. Übersichtsbild und einzelne Gewindezüge. **a** Mikroradiographie. Vergr. 9:1. **b, c** Unentkalkter Schliff, Stückfärbung in basischem Fuchsin. Vergr. 9:1 und 36:1. **d** Unentkalkter Schliff mit polychromer Sequenzmarkierung im Fluoreszenzlicht. Vergr. 45:1

48

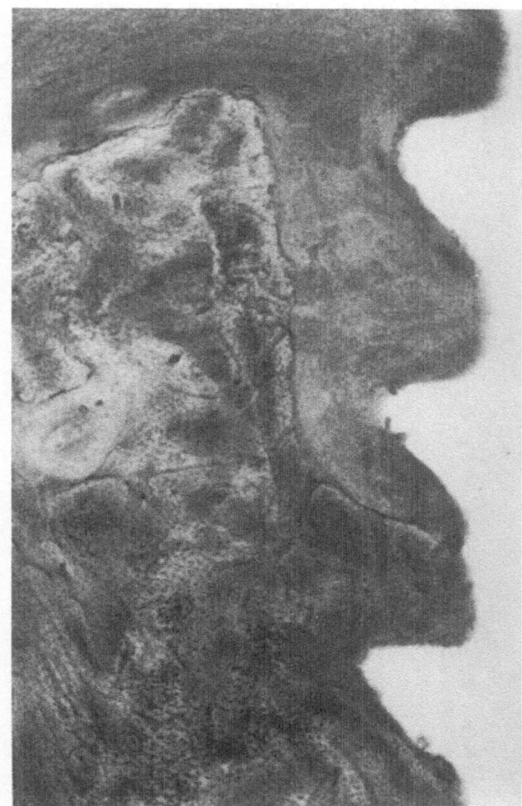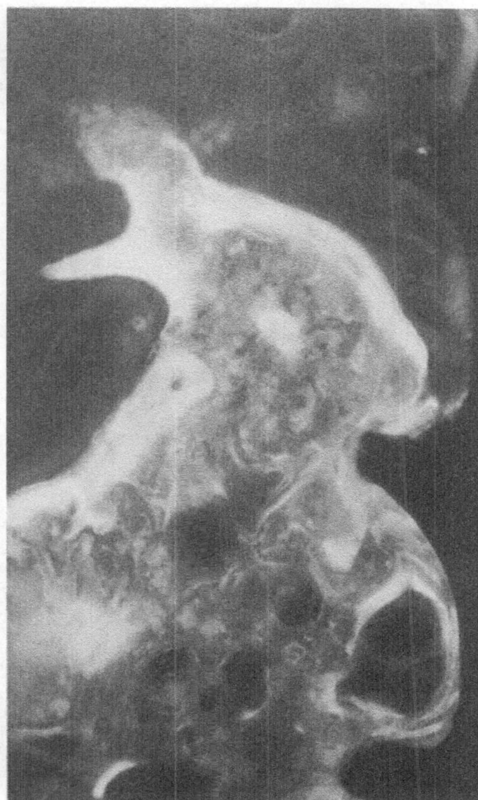

Abb. 61 c, d

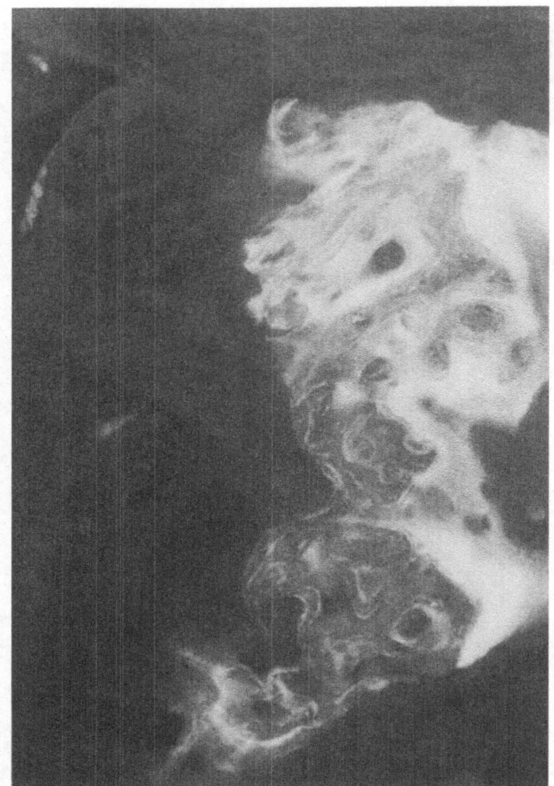

Abb. 62. Platten- und Schraubenlager im Bereich des horizontalen
Unterkieferastes am Minipig, 14
Wochen nach Einsetzen einer Rekonstruktionsplatte mit Gelenkkopf mit Verankerung bis zum
Kinn mit 5 Schrauben (Tier 14).
Anzeichen für Instabilität. Im Bereich von Platten- und Schraubenlager zeigt sich eine dicke bindege-
webige Begrenzung, am Knochen
deutliche Anzeichen für Knochenresorption. Unentkalkter Schliff
mit polychromer Sequenzmarkierung im Fluoreszenzlicht. Vergr.
45:1

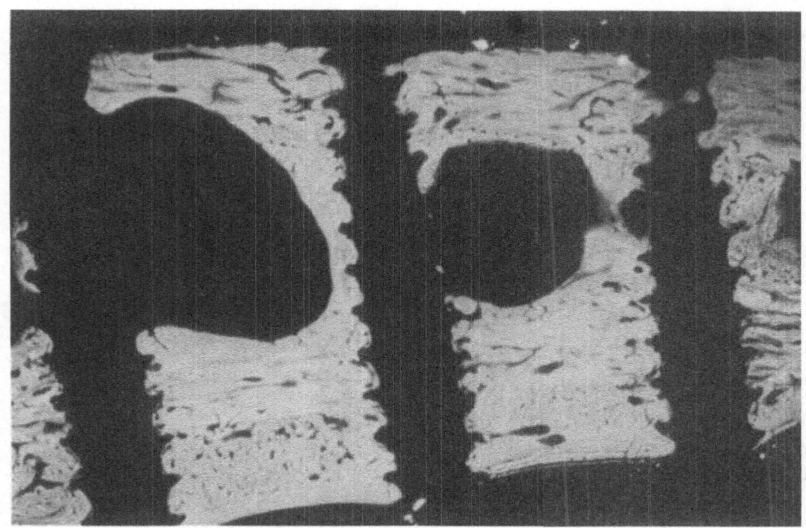

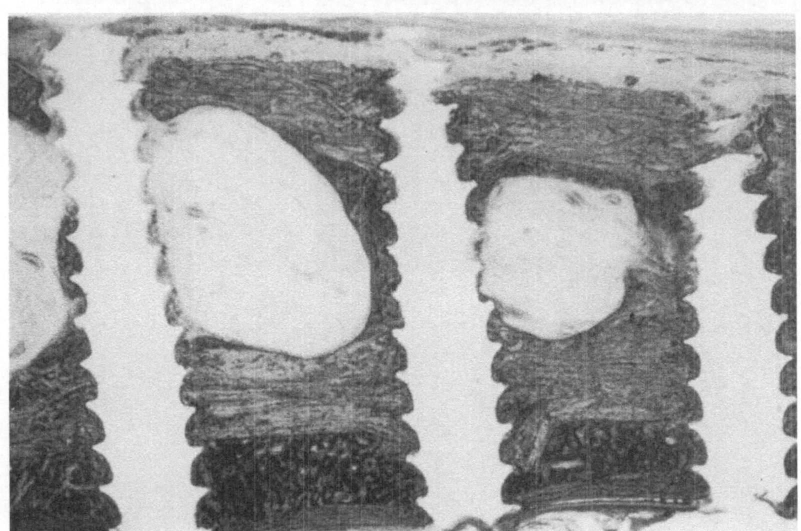

Abb. 63 a – e. Platten- und Schraubenlager im Bereich des horizontalen Unterkieferastes am Minipig, 14 Wochen nach Unterkieferfreiendersatz mit Verankerung einer Rekonstruktionsplatte mit Gelenkkopf bis zur Gegenseite (Tiere 11, 30 und 31). Anzeichen für stabile Verankerung der Schrauben im Knochen. Der Knochen reicht bis in die einzelnen Gewindezüge der Schrauben. Im Bereich des Plattenlagers und an der Oberfläche der knöchernen Gewindezüge findet sich neugebildeter Knochen. Die Markierungen mit Xylenol-Orange, Calcein und Oxytetracyclin liegen je 3 Wochen auseinander, jeder Farbstoff wurde 2mal im Abstand einer Woche gespritzt, sichtbar an den Doppellinien.
Übersichtsbild und einzelne Gewindezüge. **a** und **c** Mikroradiographie. Vergr. 6:1 und 18:1.
b und **d** Entkalkter Schliff, Stückfärbung in basischem Fuchsin. Vergr. 6:1 und 18:1. **e** Unentkalkter Schliff mit polychromer Sequenzmarkierung im Fluoreszenzlicht. Vergr. 45:1

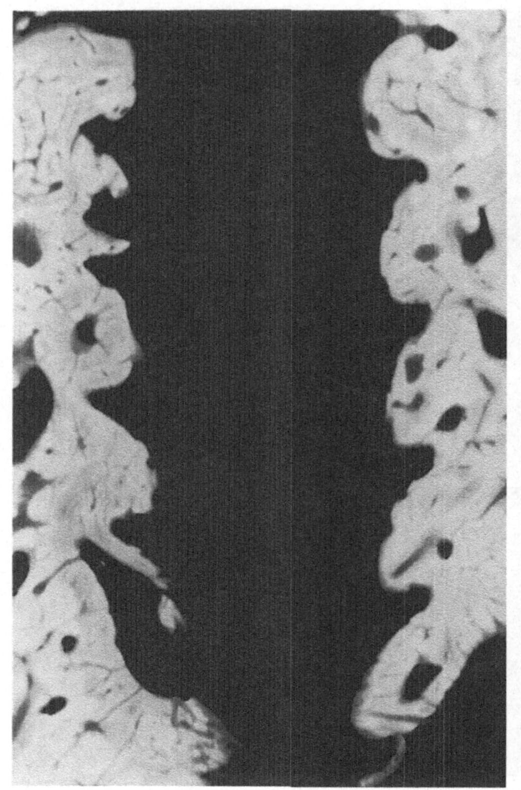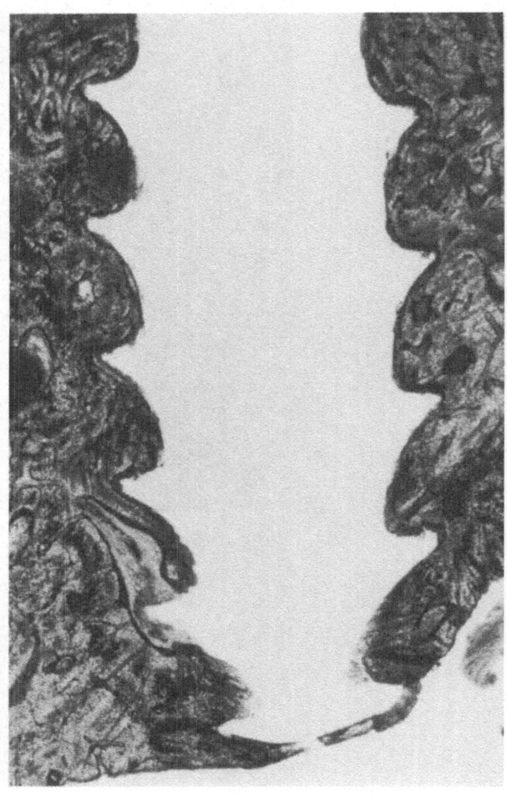

c

Abb. 63 c, d (Legende s. S. 51)

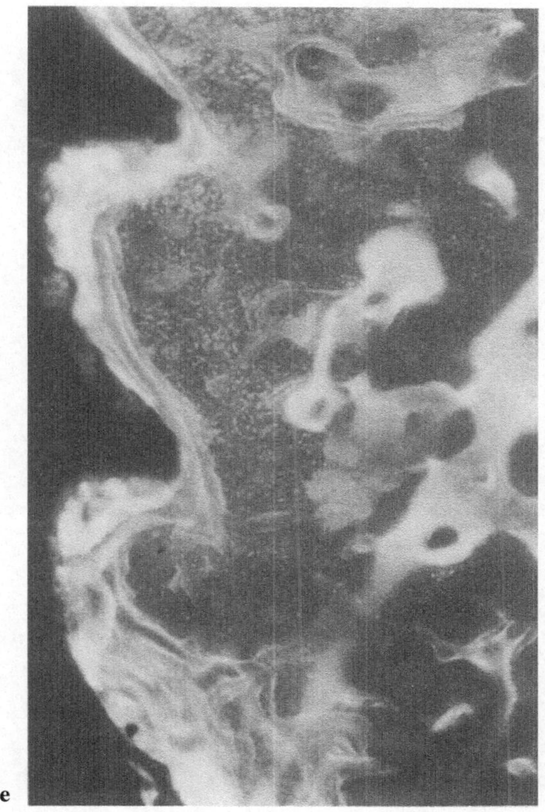

e

Abb. 63 e (Legende s. S.51)

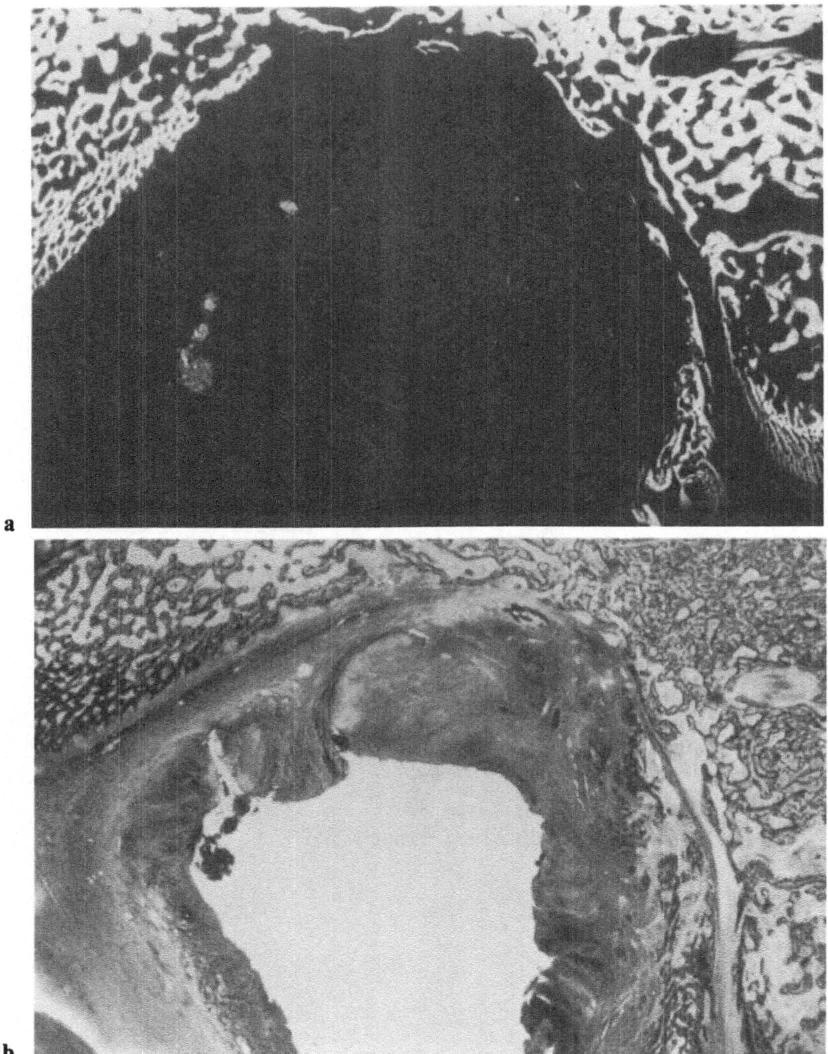

Abb. 64a, b. Implantatlager im Bereich des Prothesenkopfs am Minipig, 15 Wochen nach Freiendersatz (Tier 9) mit Verankerung der Rekonstruktionsplatte bis zum Kinn (instabile Verhältnisse). Der Prothesenkopf ist von einer Bindegewebeschicht umgeben. Der darunterliegende Knochen zeigt deutliche Anzeichen einer Resorption; an der Knochenoberfläche unmittelbar unter der Bindegewebeschicht ist keine Knochenanlagerung festzustellen. **a** Mikroradiographie. Vergr. 6:1 **b** Unentkalkter Schliff, Goldner-Färbung. Vergr. 6:1

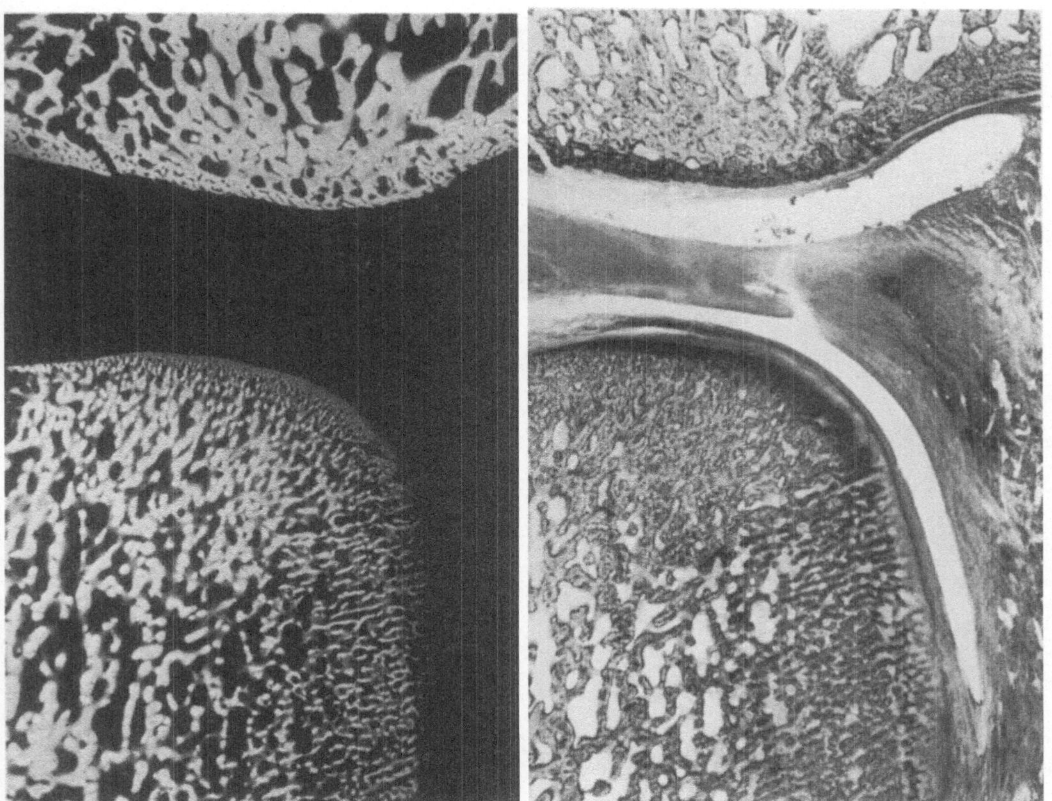

Abb. 65 a, b. Kiefergelenk der Gegenseite am Minipig, 16 Wochen nach Freiendersatz (Tier 8) mit bis zum Kinn verankerter Rekonstruktionsplatte mit Gelenkkopf. Die dem resezierten Unterkiefer gegenüberliegende Kontrollseite mit Gelenkpfanne, Diskus und Gelenkköpfchen sowie Ansatz des M. pterygoideus lateralis. In Konfiguration und Struktur des Gelenks zeigt sich keine Anomalie. Das Wachstum des Kondylus ist noch nicht abgeschlossen. **a** Mikroradiographie. Vergr. 6:1. **b** Unentkalkter Schliff, Stückfärbung in basischem Fuchsin. Vergr. 6:1

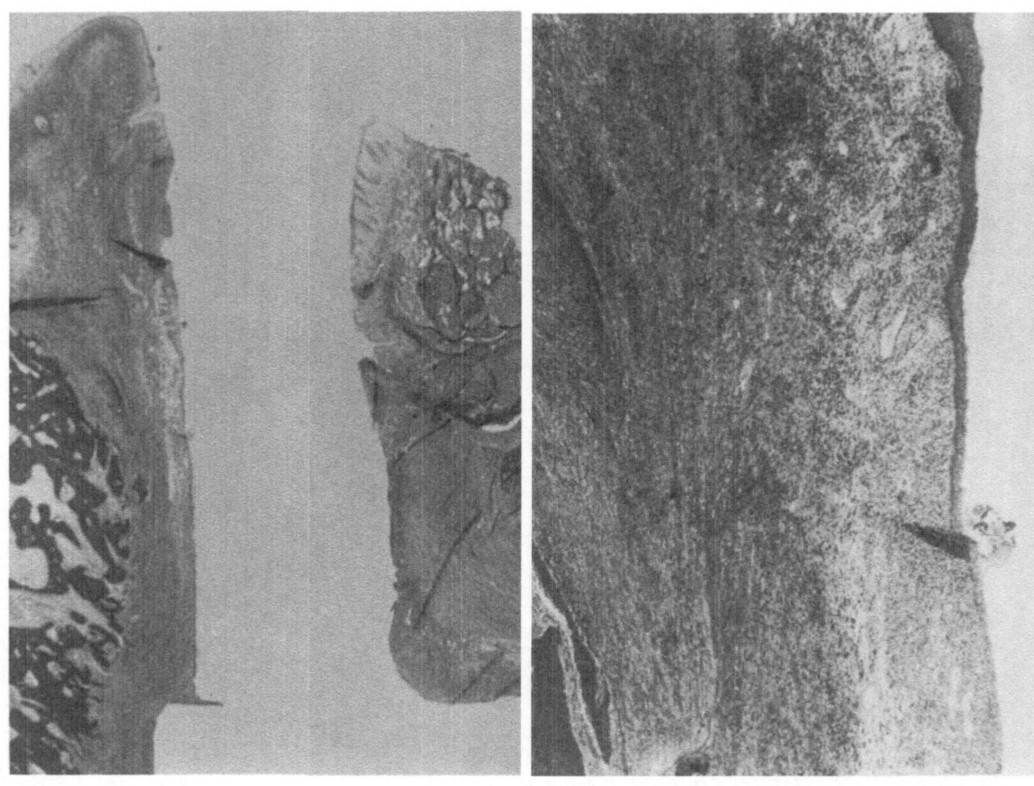

Abb. 66 a − d. Epithelansatz und Implantatlager um Pfeiler und Verankerungselement am Minipig 16, 13 und 15 Wochen (Tiere 25, 22 und 23) nach funktionsstabiler Verankerung einer Rekonstruktionsplatte mit Gelenkkopf und transalveolärem (Tier 25) bzw. transmukösem (Tiere 22 und 33) Einsetzen eines Implantatpfeilers. Der im resezierten Bereich eingesetzte Implantatpfeiler ist von einem bindegewebigen Lager umgeben, darum herum findet sich regenerierter Knochen. Die Schleimhaut erstreckt sich in normaler Konfiguration bis an den Pfeiler. **a** und **b** zeigen ein in die Tiefe bis auf halbe Pfeilerhöhe vorgewandertes, allmählich dünner werdendes Epithel nach transalveolärem Einsetzen des Implantatpfeilers. In den Präparaten der beiden anderen Tiere mit transmukös eingesetztem Implantatpfeiler reicht das Epithel bis zum Pfeilerhals ohne Anhaltspunkte für eine Invagination in die Tiefe (**c** und **d**). Der Knochen reicht subperiostal im Bereich des Pfeilerhalses bis dicht unter den Epithelansatz, gegen das Verankerungselement zu findet sich eine dicke Bindegewebeschicht. **a** Übersichtsbild, unentkalkter Schnitt, Goldner-Färbung. Vergr. 6:1. **b** Epithelansatz, unentkalkter Schnitt, Goldner Färbung. Vergr. 36:1. **c** Epithelansatz, unentkalkter Schnitt, Goldner-Färbung. Vergr. 12:1. **d** Epithelansatz, unentkalkter Schnitt, Goldner-Färbung. Vergr. 24:1

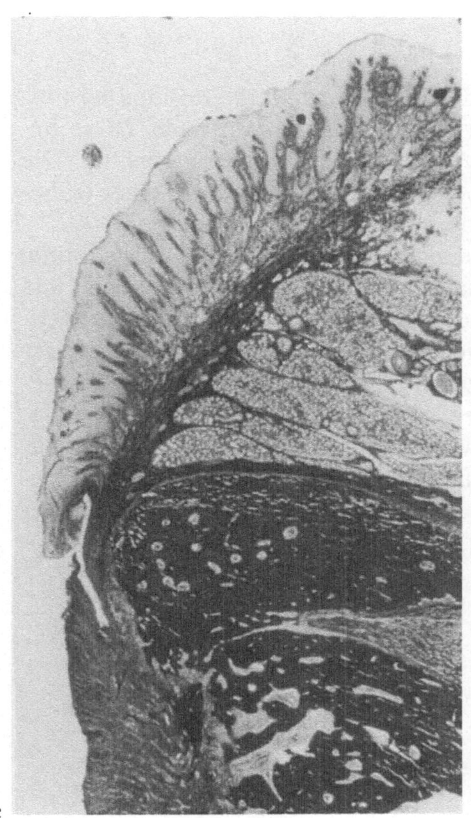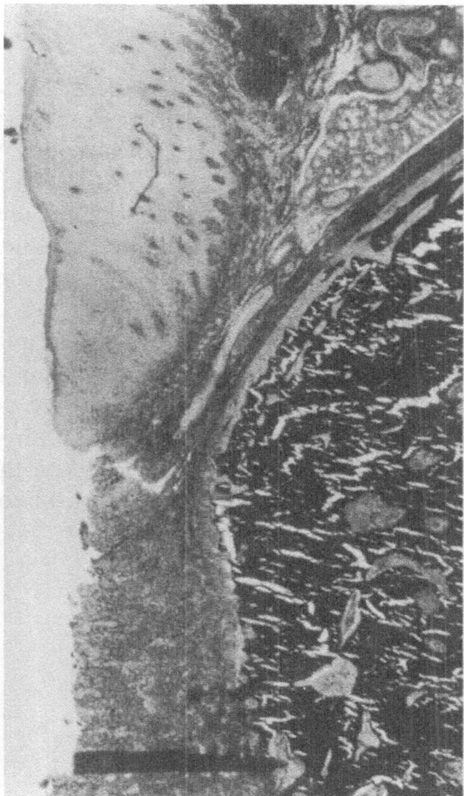

c   d

Abb. 66 c, d

Die Beurteilung der Funktionstüchtigkeit des rekonstruierten Unterkiefers basierte auf

1. der Gewichtszunahme der Tiere (Bestimmung der Zeitspanne bis zum Übertreffen des Operationsgewichts),
2. der Stabilität der Defektüberbrückung (Beurteilung der Verankerung des Implantats und der einzelnen Schrauben),
3. dem Epithelansatz am Implantatpfeiler (Bestimmung von Lage und Zustand des Gewebes um den Implantatpfeiler).

Die Wertung sowohl der Einzelergebnisse für jedes Tier wie der Gesamtresultate für jede Gruppe[2] erfolgte ordinalskaliert nach dem Schema 1 = gut, 2 = befriedigend, 3 = genügend und 4 = schlecht.

---

2 Für Gewichtszunahme: ordinalskalierte Beurteilung des Mittelwertes; für Stabilität und Epithelansatz: Mittelwert der ordinalskalierten Einzelwerte

Ergebnisse

Die Vorversuche ergaben, daß entscheidende, das endgültige Resultat bestimmende Knochenumbauvorgänge schon vor dem 4. Monat auftraten. Diese Beobachtung wurde bei der vorliegenden Versuchsanordnung berücksichtigt. Die Ergebnisse der Vorversuche (Abb. 47 und 48) gelangten bereits in einer früheren Arbeit [114] zur Veröffentlichung und werden hier nicht wiederholt.

Obengenannte Feststellung bestätigte sich in den Versuchen am Minipig, für die sich eine polychrome Sequenzmarkierung von der 3. – 10. Woche und eine *Überlebensdauer* von 14 Wochen als günstig erwiesen. Zu diesem Zeitpunkt schien, was Knochenveränderungen und Stabilität betraf, ein gewisser richtungweisender Endzustand erreicht zu sein. Das galt nicht für die Veränderungen im Gelenkbereich, sowohl auf der operierten wie auf der gegenüberliegenden Seite, insbesondere beim noch wachsenden Tier. Da in der Klinik für einen Langzeiterfolg einer Gelenkprothese eine Beobachtungsdauer von mindestens 10 Jahren erforderlich ist, blieben 5 Tiere der Gruppe 5 weiter unter Kontrolle.

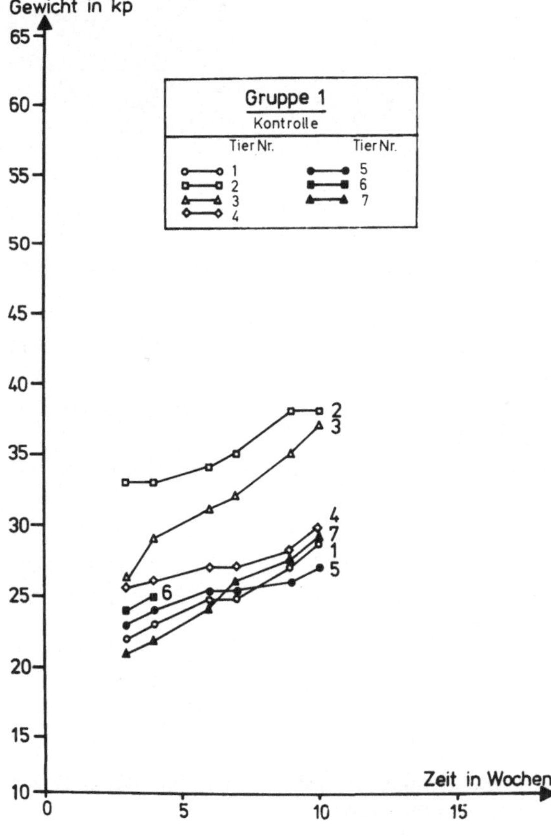

Abb. 67. Gewichtszunahme der Kontrolltiere 1–7 (Gruppe 1). Tier 6 kam an einer Hämophilose ad exitum. Die übrigen Tiere zeigten eine regelmäßige Gewichtszunahme

Allgemeine Komplikationen, die keinen direkten Zusammenhang mit der Unterkieferrekonstruktion hatten, traten bei 6 Tieren auf. Tier 6 aus der Kontrollgruppe und Tier 36 aus Gruppe 5 kamen an einer Hämophilose ad exitum, während Tier 39 aus Gruppe 5 an einer Hämophilose und Tier 13 aus Gruppe 2 an einem pneumonischen Infekt erkrankten. *Nicht versuchsbedingte Komplikationen* zeigten 2 Tiere. Die Tiere 24 und 32 aus den Gruppen 3 und 4 erlitten anläßlich eines Zwischenfalls beim Spritzen des Farbstoffes eine Unterkieferfraktur. Sie führte beim Tier 24 zu einer Lockerung der Plattenverankerung mit Auftreten eines Infekts, so daß die luxierte Rekonstruktionsplatte zuletzt nur noch am frakturierten devitalen Fragment fixiert war. Dieses Tier nahm insgesamt 3 kg ab. Beim Tier 32 verlief die nicht dislozierte Fraktur außerhalb der Plattenverankerung.

Die Tiere wiesen bereits wenige Tage nach der Operation eine normale *Kaufunktion* auf und fraßen das übliche Trockenfutter. In keinem Fall wurde eine intermaxilläre Fixation angewendet.

Die *Gewichtszunahme* zeigte bei den operierten Tieren im Gegensatz zur Konstanz bei den Kontrolltieren einen vorübergehenden Abfall (Abb. 67–71). Bis das Gewicht erstmals das Operationsgewicht übertraf, dauerte es je nach Versuchsgruppe durchschnittlich 3–9,5 Wochen (Tabelle 6). Die größten Differenzen waren bei unterschiedlicher Fixation (bis Kinn mit 5–7 Schrauben bzw. bis Gegenseite mit 9–12 Schrauben) festzustellen, während das Einsetzen oder Nichteinsetzen eines Implantatpfeilers, die Art des Einsetzens der Implantatpfeiler und der extraorale oder kombinierte intra-/extraorale Zugang nur geringe Abweichungen verursachten. Bei ordinalskalierter Bewertung der Zeitspanne bis zum Übertreffen des Operationsgewichts[3] (Tabelle 6 und 7) resultierten für die verschiedenen Variablen folgende Ergebnisse (in Klammern Anzahl Tiere, auf die sich das Resultat bezieht):

Kontrolltiere	1 (n = 6)
Operierte Tiere	2 (n = 28)
Fixation mit 5–7 Schrauben	4 (n = 10)
Fixation mit 9–12 Schrauben	2 (n = 18)
Ohne Pfeiler	2 (n = 5)
Mit Pfeiler	2 (n = 23)
Pfeiler transmukös	3 (n = 10)
Pfeiler transalveolär	2 (n = 10)
mit Periostablösung	2 (n = 5)
ohne Periostablösung	1 (n = 5)
Pfeiler transossär	1 (n = 3)
Extraoraler Zugang	2 (n = 8)
Kombinierter intra-/extraoraler Zugang	2 (n = 10)

Erzielung von *Funktionsstabilität* stand als Problem im Vordergrund, das es durch operationstechnische Maßnahmen zu lösen galt. Die Beurteilung erfolgte bei den wöchentlichen Kontrollen, an Hand der Röntgenbilder (Abb. 57–59) und bei der Sektion makroskopisch (Abb. 51–56 und 60) und mikroskopisch (Abb. 61–66).

---

3 Bis das Operationsgewicht übertroffen war, dauerte es
  1 = 0–3 Wochen,   3 = 7–9 Wochen,
  2 = 4–6 Wochen,   4 = über 10 Wochen

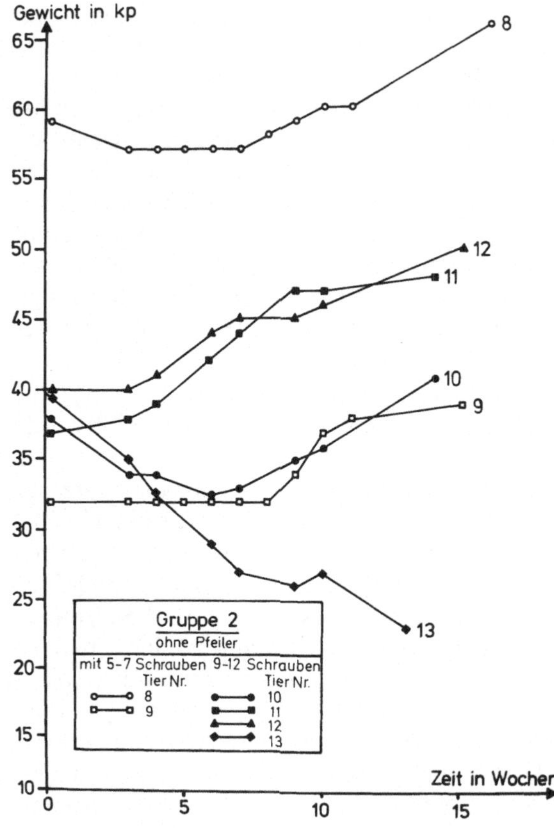

Abb. 68. Gewichtsveränderungen der Tiere 8–13 (Gruppe 2) (quere Resektion, Resektat von 15 cm, extraoraler Zugang, ohne Implantatpfeiler, Tiere 8 und 9 Verankerung mit 5–7 Schrauben, Tiere 10–13 Verankerung mit 9–12 Schrauben). Tier 13 litt an einem pneumonischen Infekt und nahm an Gewicht ab. Die Tiere 8–10 wiesen postoperativ vorerst eine Gewichtsabnahme auf und erreichten das Operationsgewicht erst nach ungefähr 10 Wochen. Die Tiere 11 und 12 verzeichneten schon nach 3 Wochen eine erneute, jedoch etwas langsamer verlaufende Gewichtszunahme als die Tiere in der Kontrollgruppe

Die Ergebnisse zeigten, daß zur funktionsstabilen Verankerung der Implantate eine Fixation im Kinnbereich mit 5–7 Schrauben nicht genügte. Dabei kam es unter Kaubelastung nach einigen Wochen zur Lockerung der Platte. Bei der Sektion fanden sich ein instabiler Platten- und Schraubensitz (Abb. 57, 61, 62). Die Plattenlockerung manifestierte sich in lokalen Infekten und Veränderungen im Bereich der Weichteile und der Operationsnarbe, indem es zu einer Fistelbildung und Auftreten von Dehiszenzen kam, v. a. im Kinngebiet. Sie heilten nicht ab, im Gegensatz zu den oberflächlichen Nekrosen, die durch verminderte Durchblutung verursacht wurden, wie sie in Fällen mit experimentell geschädigten Weichteilen nach Umschneiden eines schmalen Lappens auftraten. Die im Defektbereich vorhandene periostale Knochenregeneration bildete keine durchgehende knöcherne Überbrückung (Abb. 57). In einigen Fällen führte eine beginnende Instabilität zu vermehrter periostaler Knochenreaktion im Areal der Plattenverankerung. Die Kaumuskulatur wies eine mäßige Atrophie auf.

Bei Verankerung der Platte bis zur Gegenseite des Unterkiefers mit 9–12 Schrauben fand sich sowohl makroskopisch eine stabile Implantatverankerung mit gutem Platten- und Schraubensitz (Abb. 54–56, 58, 59) als auch in der histologischen Untersuchung mehrheitlich ein direkter Knochenkontakt bis in die

60

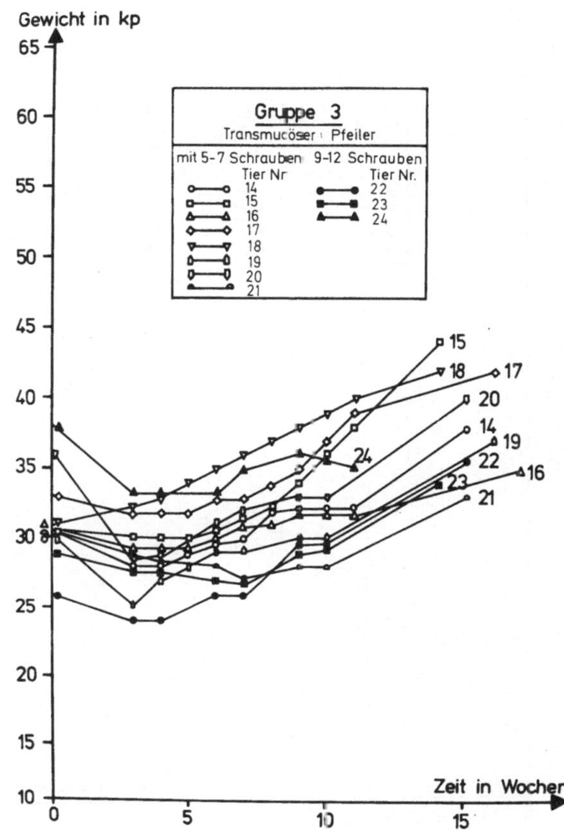

Abb. 69. Gewichtszunahme der Tiere 14—24 (Gruppe 3) (quere Resektion, Resektat 15 cm, extraoraler Zugang, transmuköser Implantatpfeiler, Verankerung teils mit 5—7 (Tiere 14—21), teils mit 9—12 Schrauben (Tiere 22—24)). Tier 24 erlitt beim Spritzen des Farbstoffes infolge eines Sturzes eine Unterkieferfraktur und verlor nach vorübergehender Gewichtszunahme erneut an Gewicht. Die übrigen Tiere zeigten nach dem anfänglichen postoperativen Gewichtsverlust eine regelmäßige Gewichtszunahme

einzelnen Gewindezüge der Schrauben (Abb. 63). Haut und Schleimhaut blieben intakt. Oberflächliche Nekrosen im Bereich der experimentell durch schmale Lappenbildung geschädigten Weichteildurchblutung (Tiere 30—39) heilten rasch ab. Die Narbenbildung fiel so reizlos aus, daß bei der Sektion den Tieren von außen die operierte Seite nicht anzusehen war. Die Kaumuskulatur blieb gut ausgebildet (Abb. 54).

Im Defektanteil kam es zu einer vom Periost ausgehenden Knochenregeneration von typischer Konfiguration vom Kieferstumpf unter dem Vorderrand des M. masseter bis zum Rest von Muskelfortsatz und Temporalissehne (Abb. 50, 55, 58, 59). Wie die polychrome Sequenzmarkierung zeigte, verlief die Knochenregeneration zuerst rasch, dann zunehmend langsamer. Die Knochenneubildung führte schließlich in allen Fällen mit funktionsstabiler Plattenverankerung zu einer vollständigen knöchernen Defektüberbrückung.

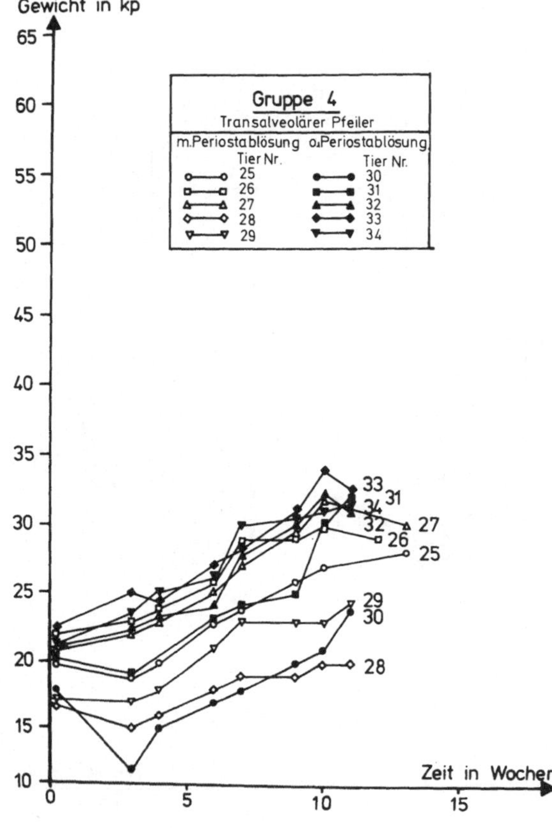

Abb. 70. Gewichtszunahme der Tiere 25−34 (Gruppe 4) (stufenförmige Resektion, Resektat 15 cm, kombinierter intra-/extraoraler Zugang, transalveolärer Pfeiler, Verankerung mit 9−12 Schrauben). Das Tier 32 erlitt beim Spritzen des Farbstoffes infolge eines Sturzes eine Unterkieferfraktur, die in der Folge abheilte. Außer bei Tier 30 zeigten die Kurven postoperativ keinen oder nur einen geringen Gewichtsverlust. Die Tiere wiesen rasch eine regelmäßige Gewichtszunahme auf

Bei ordinalskalierter Bewertung der Funktionsstabilität[4] (Tabellen 6 und 7) fand sich für die geprüften Operationstechniken eine Abhängigkeit von der Art der Verankerung, jedoch eine Unabhängigkeit von den übrigen Variablen:

Fixation mit 5−7 Schrauben	3	(n = 10)
Fixation mit 9−12 Schrauben	1	(n = 23)
Ohne Pfeiler	2	(n = 5)
Mit Pfeiler	1,4	(n = 28)
Pfeiler transmukös	2,1	(n = 10)
Pfeiler transalveolär	1	(n = 10)
mit Periostablösung	1	(n = 5)
ohne Periostablösung	1	(n = 5)
Pfeiler transossär	1	(n = 8)
Extraoraler Zugang	1,1	(n = 13)
Kombinierter intra-/extraoraler Zugang	1	(n = 10)

4 1 = Implantat und alle Schrauben fest,
   2 = Implantat fest; einige wenige Schrauben zeigen Anzeichen einer Lockerung,
   3 = Implantat locker, jedoch noch in situ,
   4 = Implantat locker und luxiert

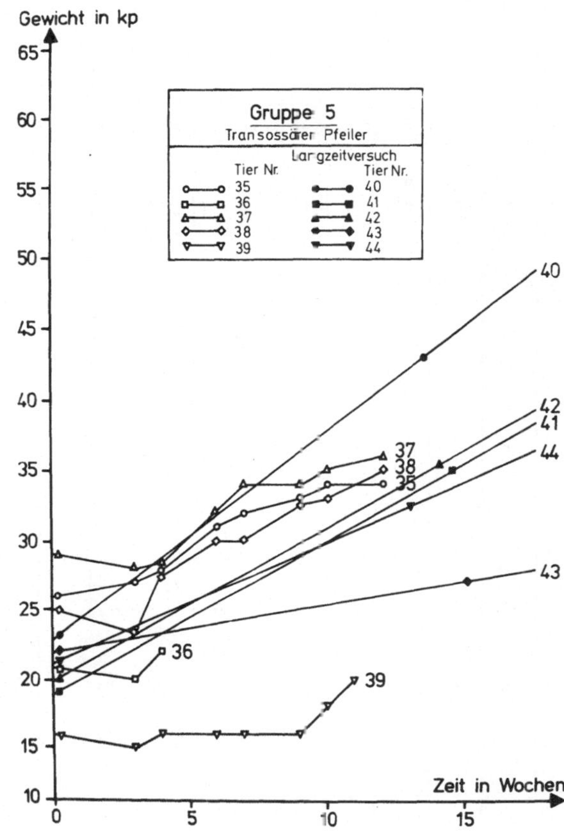

Abb. 71. Gewichtszunahme der Tiere 35–44 (Gruppe 5) (stufenförmige Resektion, Resektat 13 cm, extraoraler Zugang, transossärer Pfeiler, Verankerung mit 9–12 Schrauben). Tier 36 kam an einer Hämophilose ad exitum. Die postoperative Gewichtsabnahme war gering und lediglich kurzdauernd. Die Gewichtsbestimmung bei den Tieren im Langzeitversuch erfolgte in größeren Zeitabständen

Der Gewebezustand im Pfeilerbereich, insbesondere der *Epithelabschluß*, zeigte makroskopisch (Abb. 51–53) und mikroskopisch (Abb. 66) eine deutliche Abhängigkeit von der Stabilität der Plattenverankerung. Instabilität führte zu Taschenbildung bis auf die Pfeilerverankerung (Tiere 15, 17–21), in einem Fall (Tier 14) zu Invagination des Epithels bis um die Rekonstruktionsplatte herum.

Bei stabiler Verankerung der Rekonstruktionsplatte wiesen sowohl die transmukös (Tiere 22 und 23, Abb. 51, 66 c, d) als auch die transossär (Tiere 35, 37–39, Abb. 53) eingesetzten Implantatpfeiler einen reizlosen Epithelabschluß ohne Taschenbildung auf. Auch die noch nicht sezierten Tiere mit transossärem Implantatpfeiler (Tiere 40–44) zeigten bei der klinischen Untersuchung in Narkose mit einer Ausnahme (Tier 43) einen reizlosen Epithelabschluß. Bei den transalveolär eingesetzten Pfeilern gab es neben guten Resultaten auch einige Fälle leichter Epithelinvagination mit Taschenbildung. Dies war einerseits bedingt durch Sequesterbildung (Tiere 28, 29) bei den Tieren, deren Alveolenwand nach stufenförmiger Resektion und Ablösen des Periosts nur noch mesialseits über eine schmale Knochenbrücke mit dem Kieferstumpf in Verbindung stand (Tiere 25–29), andererseits durch Auftreten einer Dehiszenz im Bereich der Zahnextraktionswunde mit sekundärer Heilung, wobei sich die Alveole mit

Tabelle 6. Einzelergebnisse in ordinalskalierter Wertung

Gruppe	1		2		3		4		5	
Anzahl Versuchstiere	7		6		11		10		10	
Allgemeine Komplikationen	1[a]		1[b]		1[c]		1[c]		2[a,d]	
Ergebnisse	1:	1–X–X	8:	4–3–X	14:	3ö–3–4	25:	2–1–2	35:	1–1–1
	2:	1–X–X	9:	3–3–X	15:	3–2ö–3	26:	1–1–1	36[a]:	X–X–X
Tier Nr: Gewichtszunahme –	3:	1–X–X			16:	3–2–2	27:	1–1–1	37:	2–1–1
Stabilität – Epithelansatz	4:	1–X–X	10:	4–2–X	17:	3–2–3	28:	2–1–2	38:	2–1–1
	5:	1–X–X	11:	1–1–X	18:	1–2–3	29:	2–1–2	39[d]:	4–1–1
	6[a]:	X–X–X	12:	2–1–X	19:	4–2–3				
	7:	1–X–X	13[b]:	4–3–X	20:	4–3–3	30:	3–1–1	40:	X–1–1
					21:	4–3–3	31:	2–1–1	41:	X–1–1
							32[c]:	1–1–1	42:	X–1–1
					22:	3–1–1	33:	1–1–1	43:	X–1–2
					23:	4–1–1	34:	1–1–2	44:	X–1–1
					24[c]:	4–4–4				

Erklärung zur Wertung (X = keine Wertung, kein Ergebnis)

Gewichtszunahme:

1 0–3 ⎫ Zeitspanne in
2 4–6 ⎪ Anzahl Wochen, bis
3 7–9 ⎬ Operationsgewicht
4 10 ⎭ übertroffen ist

Stabilität:

1 Implantat und alle Schrauben fest
2 Implantat fest, einige wenige Schrauben zeigen Anzeichen für Lockerung
3 Implantat locker, jedoch noch in situ
4 Implantat locker und luxiert

Epithelansatz:

1 Reizloser, dichter Epithelabschluß auf Höhe des Implantatpfeilers
2 Taschenbildung durch Epithelinvagination, Epithelabschluß auf Höhe des Implantatpfeilers
3 Epithelinvagination bis auf Pfeilerverankerung
4 Epithelinvagination bis auf Implantat mit Freiliegen der Pfeilerverankerung

Beispiel:

18: 1–2–3 bedeutet: Das Tier 18 überschritt innerhalb 3 Wochen sein Operationsgewicht; das Implantat saß fest, wobei einige Schrauben Anzeichen für Lockerung zeigten; es fand sich eine Epithelinvagination bis auf die Pfeilerverankerung.

[a] An Hämophilose ad exitum; [b] Pneumonischer Infekt; [c] Unterkieferfraktur infolge Sturz des Tieres beim Spritzen des Farbstoffes; [d] An Hämophilose erkrankt

Tabelle 7. Gruppenergebnisse in ordinalskalierter Wertung

Material				Variablen		Ergebnisse			
Gruppe	Tier Nr.	An-zahl Tiere	Schrau-ben-zahl	Implantat-pfeiler		Gewichts-zunahme	Stabili-tät	Epithel-ansatz	Gesamt-ergebnis
1	1– 7 ohne 6	6	–	–		1	X	X	1	
2	8–13 ohne 13	5	2 5– 7 3 9–12	Keiner		4 2	3 1,3	X X	3,5 1,7	2,6
3	14–24 ohne 24	10	8 5– 7 2 9–12	Trans-mukös		3	2,4 1	3 1	2,8 1,7	2,2
4	25–34 ohne 32	10	5 9–12 5	Transal-veolär		2[a] 1[b]	1[a] 1[b]	1,6[a] 1,2[b]	1,5[a] 1,1[b]	1,8
5	35–44 ohne 36 und 39	8	3 9–12 5	Transossär		1 X	1 1	1 1,2	1 1,1	1

Erklärung zur Wertung s. Tabelle 6.
[a] Mit Periostablösung
[b] Ohne Periostablösung

Granulationsgewebe auffüllte und sekundär epithelisierte (Tiere 25, 29, 34, Abb. 66a, b). Bei den Tieren mit intaktem Periost der Alveolenwände (Tiere 30 – 34) trat keine Sequesterbildung auf.

Die ordinalskalierte Bewertung des Epithelabschlusses[5] an den Implantatpfeilern (Tabellen 6 und 7) zeigte folgende Ergebnisse:

Fixation mit 5–7 Schrauben	3 (n = 3)
Fixation mit 9–12 Schrauben	1,3 (n = 20)
Pfeiler transmukös	1 (n = 2)
Pfeiler transalveolär	1,4 (n = 10)
mit Periostablösung	1,6 (n = 5)
ohne Periostablösung	1,2 (n = 5)
Pfeiler transossär	1,1 (n = 8)
extraoraler Zugang	1,1 (n = 10)
Kombinierter intra-/extraoraler Zugang	1,4 (n = 10)

Die *Art der Fixation* der Rekonstruktionsplatte mit Gelenkkopf erwies sich für den Ausfall der Versuchsergebnisse von derart ausschlaggebender Bedeutung, daß bei der Auswertung der weiteren Variablen die Ergebnisse der 10 Tiere mit Verankerung lediglich im Kinnbereich mit 5–7 Schrauben keine Berücksichtigung mehr fanden und ausschließlich diejenigen der 23 Tiere mit

---

5 1 = reizloser, dichter Epithelabschluß auf Höhe des Implantatpfeilers,
   2 = Taschenbildung durch Epithelinvagination; Epithelabschluß auf Höhe des Implantat-pfeilers,
   3 = Epithelinvagination bis auf Pfeilerverankerung,
   4 = Epithelinvagination bis auf Implantat mit Freiliegen der Pfeilerverankerung

Die ordinalskalierte Wertung der Fixationsart (Tabellen 6 und 7) ergab:

	5–7 Schrauben	9–12 Schrauben
Gewichtszunahme	4 (n = 10)	2 (n = 18)
Stabilität	3 (n = 10)	1 (n = 23)
Epithelansatz	3 (n = 8)	1,3 (n = 20)

Verankerung bis zur Gegenseite mittels 9–12 Schrauben in die Beurteilung einbezogen wurden.

Die *Implantatpfeiler* verursachten wenig Schwierigkeiten. Die Verankerung des Implantatpfeilers an der Rekonstruktionsplatte (Abb. 44) wies in allen Fällen ausreichende Stabilität auf. Abrasionen an den Zähnen mesial der Resektionsstelle sowie im Oberkiefer an Antagonisten des Implantatpfeilers (bei Tier 28 mit Absprengung eines Zahnhöckers) ließen auf eine Kaufunktion auch auf der resezierten Seite schließen. Durch die offene Verbindung von der Mundhöhle entlang dem Implantatpfeiler und der Pfeilerverankerung bis zur Rekonstruktionsplatte (Tiere 14–44) schien sich das Infektionsrisiko nicht zu erhöhen. Jedenfalls trat bei funktionsstabiler Verankerung der Rekonstruktionsplatte (Tiere 22–44) kein Infekt auf. Auch kam es in keinem Fall zu einem aufsteigenden Infekt bis in den Gelenkbereich. Infekte traten nur bei Instabilität im Bereich lockerer Schrauben, lokal bei Taschen im Pfeilerbereich und im Gebiet von Knochensequestern auf. Die ordinalskalierte Bewertung der Resultate mit oder ohne Implantatpfeiler (Tabellen 6 und 7) für die 23 Tiere mit Verankerung der Rekonstruktionsplatte mit Gelenkkopf bis zur Gegenseite mit 9–12 Schrauben zeigte folgende Ergebnisse:

	Ohne Implantatpfeiler (n = 3)	Mit Implantatpfeiler (n = 20)
Gewichtszunahme	2	1,9 (n = 15)
Stabilität	1,3	1

Die Art des Einsetzens der Implantatpfeiler hatte unterschiedliche Resultate der transossär gegenüber den transalveolär und transmukös eingesetzten Implantatpfeilern zur Folge. Der bei stufenförmiger Resektion der Kieferbasis losgelöste Alveolarfortsatz zeigte eine deutliche Abhängigkeit von der Durchblutung durch das Periost. Das Ablösen des Periosts resultierte infolge Sequesterbildung in einer Beeinträchtigung der Gewichtszunahme und des Epithelabschlusses am Implantatpfeiler. Andererseits ergaben sich ohne Ablösung und Mobilisation des Mukosaperiosts gewisse Schwierigkeiten, einen dichten Verschluß der Alveole zu erzielen, so daß die sekundäre Abheilung der Zahnextraktionswunde ihrerseits den Epithelabschluß am Implantatpfeiler beeinträchtigte (Abb. 52). Das transmuköse Einsetzen der Implantatpfeiler schien trotz guter Stabilität und erzielten reizlosen Epithelabschlusses infolge fehlender knöcherner Abstützung der Gingiva die Kaufunktion der resezierten Seite einzuschränken, was sich in einer deutlich verzögerten Gewichtszunahme äußerte. Die ordinalskalierte Bewertung der Ergebnisse bei Beschränkung auf die mit 9–12 Schrauben stabilisierten Fälle stellte sich in bezug auf die Art des Einsetzens der Implantatpfeiler (Tabellen 6 und 7) wie folgt dar:

Pfeiler:	Transmukös (n = 2)	Transalveolär (n = 10)			Transossär (n = 8)
Periostablösung		mit (n = 5)	Mittel	ohne (n = 5)	
Gewichtszunahme	3	2	1,5	1	1 (n = 3)
Stabilität	1	1	1	1	1
Epithelansatz	1	1,6	1,4	1,2	1,1

Beim *operativen Zugang* ließen sich im Tierversuch zwischen rein extraoralem und kombiniertem intra-/extraoralem Zugang keine wesentlichen Unterschiede in den Ergebnissen feststellen. Die ordinalskalierte Bewertung (Tabellen 6 und 7) ergab folgende Resultate:

	Extraoraler Zugang		Kombinierter intra-/ extraoraler Zugang (n = 10)
Gewichtszunahme	2,4	(n = 8)	1,6
Stabilität	1,1	(n = 13)	1
Epithelansatz	1,1	(n = 10)	1,4

Die *Dekubitus- und Dehiszenzbildung* über der Platte zeigten eine Abhängigkeit von der experimentell eingeschränkten Durchblutung des umschnittenen Weichteillappens im Kinnbereich, von der Konturierung der Platte im Kieferwinkelanteil und von den Stabilitätsverhältnissen der Unterkieferrekonstruktion. Bei gut angepaßter und stabil verankerter Platte trat lediglich in einem Fall ein Dekubitus auf. Oberflächliche Wundrandnekrosen im Areal des umschnittenen Lappens heilten reizlos ab. Beim Auftreten einer Instabilität bildete sich eine in der Folge nicht abklingende Dehiszenz mit Fistelbildung aus.

Die *Gelenkfunktion* aller operierten Kiefergelenke blieb erhalten. In keinem Fall kam es zu einer Gelenkluxation oder zu einer Ankylose. Die passive Kiefergelenkbeweglichkeit der sezierten Tiere zeigte keine Einschränkung. Makroskopisch und histologisch fand sich um den künstlichen Gelenkkopf eine variierend dicke Bindegewebeschicht, umgeben von Knochenan- und -abbau (Abb. 57–59, 64).

Das *Gelenk auf der Gegenseite* war im Vergleich zu dem der Kontrolltiere qualitativ ohne Veränderungen (Abb. 65). Eine quantitative Auswertung gestaltete sich wegen der nicht genau definierten Schnittebene schwierig. Während der Wachstumsphase betrug die morphometrisch bestimmte periostale Knochenanlagerung um die Gelenkpfanne ca. 0,05 mm, die chondrale im Bereich des Gelenkköpfchens ca. 1 mm pro Woche, wobei für das Gelenkköpfchen Extremwerte von 0–1,6 mm auftraten. Eine statistische Beurteilung der Meßergebnisse wäre wegen der fehlenden Festlegung der Schnittrichtung nicht stichhaltig. Bei den noch wachsenden Tieren bewegte sich das Wachstum auf der Kontrollseite während der 4 Monate in der Größenordnung von 1 cm. Die Untersuchung auf Unterkieferasymmetrie zeigte bei funktionsstabilen Verhältnissen in keinem Fall ein die Okklusion störendes Abweichen des Unterkiefers. Eine sich eindeutig ergebende Fehlstellung des Unterkiefers trat nur bei vollständiger Implantatlockerung auf.

Soweit es die experimentellen Untersuchungen betrifft, ließ sich die Forderung nach *universeller Anwendbarkeit* erfüllen. Die Rekonstruktionsplatten konnten allen Kieferformen individuell angepaßt werden. In einem einzigen Fall (von insgesamt 44) kam es bei der Verformung der Platte zum Plattenbruch.

Die postmortale *Entfernung* der eingesetzten Rekonstruktionsplatte mit Gelenkkopf sowie auch der Verankerungselemente und Implantatpfeiler gestalteten sich problemlos. In keinem Fall kam es zu einem Schraubenbruch durch Abdrehen des Schraubenkopfes.

An den Implantaten wurden entsprechend den im Laufe der Versuche gewonnenen Erkenntnissen ständig *Änderungen* vorgenommen (Tabelle 8). Sie betrafen die Dimensionierung, die Verbesserung der Verformbarkeit durch U-förmige Kerben, die Verkleinerung des Lochabstandes, die Entwicklung doppelt aktivierbarer DCP-Löcher, die allseitige Verformbarkeit bis über den Kieferwinkel hinauf, die Form des Gelenkkopfes, die Form des Dorns und die Auflage am Hals der Kondylusprothese, die Änderung und Anfertigung neuer Biegezangen, die Herstellung von Biegeschablonen zur Erleichterung des Anpassens der Platten, die Änderung der Plattenlöcher zur Verwendung einer Schraube mit 2,7er Kopf und 3,5 mm Gewinde beim Überdrehen der normalerweise angewandten 2,7-mm-Kortikalisschraube und die Konstruktion spezieller, kugelkopfförmiger Muttern und eines Zielgeräts zur Verankerung der Rekonstruktionsplatte auf der Lingualseite (Abb. 72).

Diskussion

Bis jetzt gelangten keine Tierversuche mit Rekonstruktion von Unterkieferdefekten größeren Ausmaßes und sofortiger Wiederaufnahme der Kaufunktion zur Veröffentlichung. Bei früheren tierexperimentellen Untersuchungen [133] war es nicht möglich, die Unterkieferrekonstruktion ohne intermaxilläre Fixation vorzunehmen. Die dadurch verursachte Einschränkung der Nahrungsaufnahme erforderte besondere Fütterungsmaßnahmen (Sondenkost). Tierexperi-

Tabelle 8. Verschiedene Entwicklungsstadien der neuen Implantate

	Zwischenstadien				Endstadium
Dimensionierung	3,2 · 12 mm		2,5 · 10 mm	2,7 · 7,8 mm	2,7 · 7,8 mm
Verformbarkeit	Ohne Kerben	Ohne Kerben	V-förmige Kerben 1,5 mm breit, 1 mm tief	V-förmige Kerben 1 mm breit, 1 mm tief	U-förmige Kerben 2 mm breit, 1,5 mm tief
Lochabstand	15 mm	8 mm, versetzte Anordnung	8 mm	8 mm	8 mm
Lochform	DCP-Loch	Runde Löcher		Runde Löcher	In beide Richtungen aktivierbare DCP-Löcher
Lokalisation der Kerben			Horizontaler Schenkel bis 10 mm vor Kieferwinkel	Horizontaler Schenkel bis Kieferwinkel	Bis Mitte vertikaler Schenkel
Form des Prothesenkopfs			Kugelförmig	Bisphärisch-quer-oval 9 mm · 13,5 mm	Bisphärisch queroval 9 mm · 13,5 mm
Hals			10 mm	10 mm	11 mm
Auflage			12 · 13,5 mm	12 · 13,5 mm	7 · 11 mm
Dorn			Kantig	6 mm lang, 3 mm Durchmesser	4 mm lang, 2,3 mm Durchmesser
Exzentrität Stiel/Hals			5 mm	5 mm	4,2 mm
Biegezangen			Kombinationszange zum Biegen über die Fläche und über die Kante, 2 Schränkeisen	2 Zangen zum Biegen über die Kante und zum Verwinden	2 Zangen zum Biegen über die Kante und zum Verwinden, Zange zum Biegen über die Fläche
Plattenloch geeignet für 3,5 mm-Schraube mit 2,7-er Kopf sowie für Zugschraube durch Platte		Nein	Nein	Nein	Ja

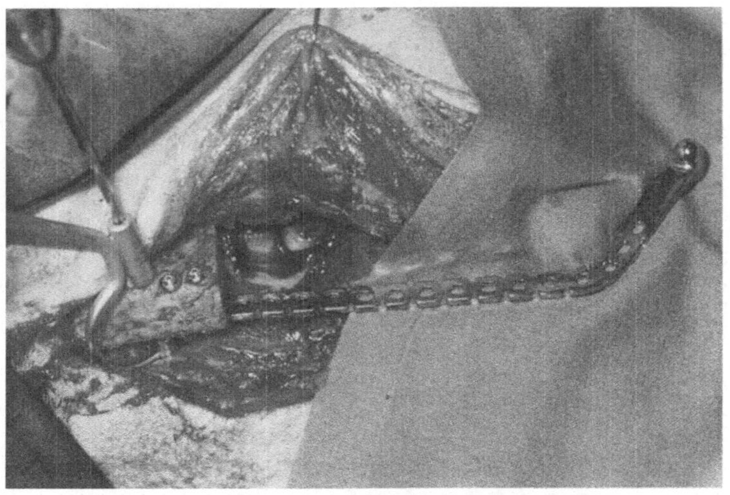

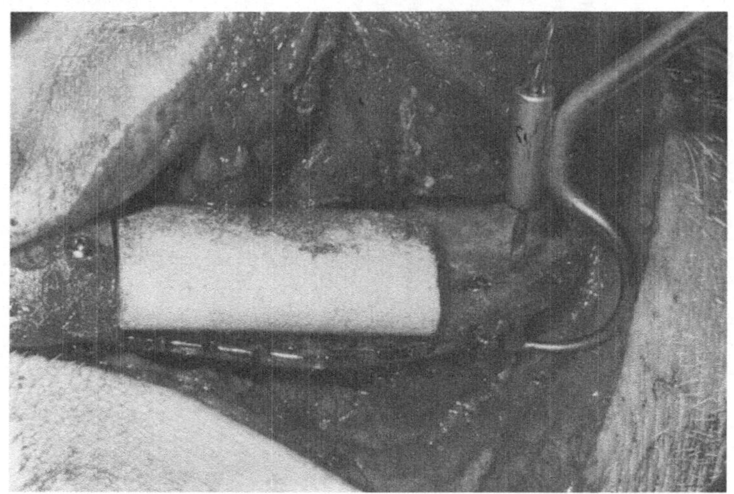

Abb. 72a, b. Operationssitus am Minipig. **a** Applikation einer Rekonstruktionsplatte mit Gelenkkopf auf der Lingualseite des Unterkiefers nach Hemimandibulektomie im Seitenzahnbereich. Beim Anpassen der Rekonstruktionsplatte kommen die Öffnungen der Doppel-DCP-Löcher lingualwärts zu liegen. Mit einem Zielgerät werden Löcher von 2,7 mm Durchmesser (Gleitlöcher) gebohrt. Bei der Verschraubung liegen die Schraubenköpfe der Bukkalfläche des Knochens auf, während in die Doppel-DCP-Löcher kugelkopfförmige Muttern zu liegen kommen. Eine Arretierung verhindert ihr Mitdrehen beim Anziehen der Schrauben. Durch die Applikation der Rekonstruktionsplatte auf der Lingualseite verringert sich die Gefahr einer Dekubitusbildung von Weichteilen, die besonders im Kieferwinkelbereich der Platte aufliegen. **b** Ein Keramikkörper wurde nach Unterkieferteilresektion und Defektüberbrückung mit einer auf der Lingualseite angepaßten Rekonstruktionsplatte durch Einklemmen zwischen die Kieferstümpfe im Defektbereich fixiert. Mit einem Zielgerät wird im proximalen Kieferstumpf an richtiger Stelle über einem Loch der lingual liegenden Rekonstruktionsplatte ein 2,7- mm-Gleitloch gebohrt. In die beiden defektnahen Löcher wurden bereits Schrauben und lingualseits Muttern mit Dreharretierung eingesetzt

70

mentelle Untersuchungen über die Verankerung von Implantatpfeilern zur Befestigung eines Zahnersatzes nach Rekonstruktion eines Unterkieferdefekts liegen vor [13, 14, 15]. Dabei wurden die Implantatpfeiler erst nach Einheilen eines Knochentransplantats eingesetzt, wobei die Verankerung bereits im Transplantat vorbereitet wurde.

1 Diskussion der Methode

Da das Hauptproblem in der Entwicklung von Rekonstruktionsplatten nach den Prinzipien der funktionsstabilen Fixation [2, 3, 31, 69. 70, 71, 81, 82, 96, 97, 98, 137] für die besonderen mechanischen Verhältnisse am Unterkiefer [100, 101, 104, 105, 107, 129] bestand, erfolgte die Erprobung im Tierversuch parallel zu den Erfahrungen und Anforderungen in der Klinik (s. Übersichten, S. 19 u. 20) unter Berücksichtigung der kritischen Beurteilung vorbestehender Methoden (s. Übersicht, S. 17) in der Literatur [9, 12, 19, 41, 45, 50, 140]. Auf spezielle Belastungsversuche in vitro zusätzlich zu der vom Hersteller vorgenommenen Materialprüfung haben wir verzichtet, da unseres Erachtens die Belastungsstabilität vorwiegend vom Verhalten des Materials gegenüber der Verformung beim individuellen Anbiegen, von der Korrosionsresistenz gegenüber dem Milieu in vivo, von der geeigneten Verankerung am Kieferstumpf und der Belastungsfähigkeit gegenüber den besonderen mechanischen Bedingungen am Unterkiefer abhängt. Damit hätte ohne unverhältnismäßig großen Aufwand kein klinisch relevantes Resultat gefunden werden können. Die gleichzeitige klinische Prüfung noch vor Abschluß der experimentellen Untersuchungen entspricht nicht der üblichen Reihenfolge: Belastungsversuche in vitro — tierexperimentelle Untersuchungen — klinische Erprobung. Das von uns gewählte Vorgehen schien uns aufgrund der günstigen Erfahrungen mit funktionsstabiler Defektüberbrückung mit geeigneten Platten in der Extremitätenchirurgie einerseits und zufolge eigener Erfahrungen in der Kompressionsosteosynthese durch Platten am Unterkiefer andererseits verantwortbar.

Als Versuchstier wählten wir das Minipig, das bei kaufunktioneller Belastung nicht wie das Schaf hauptsächlich nur Mahlbewegungen ausführt und wie der Hund eine Einschränkung auf Hackbißbewegungen zeigt, sondern in bezug auf Kautätigkeit, Kaubelastung, Kieferform sowie Knochenstruktur des Unterkiefers den Bedingungen beim Menschen am nächsten kommt.

Die Resektion von 13−15 cm entspricht einem in der Klinik vorkommenden Defekt nach Tumorentfernung. Sie erlaubt eine Prüfung der Funktionsstabilität einer Unterkieferrekonstruktion im Gegensatz zur tierexperimentellen Untersuchung mit Defektersatz von lediglich 1−1,9 cm [34, 85, 89]. Die Hauptschwierigkeit bei der Unterkieferrekonstruktion besteht in der funktionsstabilen Überbrückung ausgedehnter, über 12 cm messender Unterkieferdefekte.

Erfolgskriterium zur Objektivierung des Resultats der Rekonstruktionsmaßnahmen war die Beobachtung der Gewichtszunahme, der periostalen Reaktion im Resektionsbereich und des Epithelansatzes am Implantatpfeiler. In den Vorversuchen am Schaf [114] konnte festgestellt werden, daß die Tiere bei funktionsstabiler Implantatverankerung kurze Zeit nach der Operation wieder an

Gewicht zunahmen. Als Voraussetzung für diese quantitative Erfassung des Erfolgs einer Unterkieferrekonstruktion mittels Bestimmung des Gewichtskurvenverlaufs gilt die Verwendung von an Gewicht noch zunehmenden Tieren unter Verzicht auf spezielle Fütterungsmaßnahmen.

Das zweite Erfolgskriterium basiert auf dem Studium der bereits bei anderen Tierexperimenten [133] beobachteten periostalen Knochenreaktion im Bereich der Resektion, indem die Knochenregeneration bei Funktionsstabilität den Defekt durchgehend ohne Unterbruch überbrückt. Voraussetzung für diese Beobachtung bildet damit im Tierversuch [133] wie in der Klinik [4, 38, 48, 51, 53] die Belassung des Periosts im Resektionsgebiet.

Die Tatsachen, daß sich ein Drittel der Versuchstiere noch im Wachstum befand und die Knochenresektion unter Belassung des Periosts erfolgte, könnten das Versuchsresultat verfälschen. Die gewählten Versuchsbedingungen schränken die Aussagekraft des Experiments jedoch nicht ein. Das Wachstum der Kontrollseite gegenüber der rekonstruierten Seite bei den noch nicht ausgewachsenen Tieren hatte während der Versuchsdauer keine negativen Auswirkungen. Die periostale Knochenreaktion beeinflußte die Stabilitätsverhältnisse bis zur Schlußphase der bestimmten Versuchszeitspanne nicht. Die Versuchsbedingungen innerhalb der Beobachtungsphase, in der noch keine tragfähige knöcherne Überbrückung vorlag, entsprachen dabei genau den klinischen Verhältnissen beim erwachsenen Patienten auch bei mitreseziertem Periost. Hier bleibt eine knöcherne Überbrückung ausschließlich an eine Knochentransplantation gebunden. Vorbedingung für eine Revaskularisation und einen Umbau unter funktionellem Reiz bildet für ein solches Knochentransplantat die absolute Ruhigstellung durch funktionsstabile Fixation zwischen den Kieferstümpfen, deren dabei notwendige völlige Stillegung sich im Tierversuch an der Ausbildung einer durchgehenden periostalen Knochenregeneration zeigt.

Für die Erfolgsbeurteilung stellen somit der Zeitpunkt des Überschreitens des Ausgangsgewichts bei der Operation, das Auftreten einer durchgehenden Defektüberbrückung durch periostale Knochenregeneration sowie Lage und Zustand des Epithelansatzes am Implantatpfeiler unter den erwähnten Bedingungen ein empfindliches Maß bezüglich Funktionstüchtigkeit des rekonstruierten Unterkiefers dar.

Ein tumorbedingter Unterkieferdefekt erfordert in der Klinik oft eine Bestrahlung. Die vorliegenden experimentellen Untersuchungen beschränkten sich vorläufig bewußt auf allgemeine Grundlagen der Unterkieferrekonstruktion. Sie gelten prinzipiell auch für die Rekonstruktion nach Strahlentherapie. Namentlich die ausreichende Stabilität gerade beim reaktionsarmen bestrahlten Gewebe ist von entscheidender Wichtigkeit. Die klinische Erfahrung lehrt, daß in bezug auf die gestellte Problematik einer funktionsstabilen Defektüberbrückung mittels Implantats im Vergleich zu Fällen ohne Bestrahlung nach Resektion des entsprechend behandelten Knochenabschnitts kein wesentlicher Unterschied vorliegt. Die oft kaum zu überwindenden Schwierigkeiten in der Behandlung bestrahlter Tumorfälle zeigen sich bekanntlich bei Einheilung von Knochentransplantaten und bei Abheilung bestrahlter Weichteile, die oft durch plastisch-chirurgische Maßnahmen durch gesundes Weichteilgewebe ersetzt werden müssen. In noch laufenden Tierversuchen soll das Verhalten bestrahlten

Weichteilgewebes über dem alloplastisch rekonstruierten Unterkiefer ohne Verschiebung gesunden Weichteilgewebes in den Defektbereich untersucht werden.

Bei der weiteren Aufarbeitung der Proben stand die Untersuchung der Entfernbarkeit von Implantaten gegenüber der Beobachtung der Knochenanlagerung an das Implantatmaterial durch Anfertigung von Metallschliffpräparaten zur Diskussion. Unseres Erachtens kommt der Entfernbarkeit der Implantate größere Bedeutung zu als der bereits untersuchten Art der Knochenanlagerung [120, 121]. Sie verläuft bei der glatten Oberflächenstruktur des polierten AO-Implantatstahls ohne die durch Einwachsen in die Hohlräume einer aufgebrachten Titanpulverspritzschicht verursachte Haftung.

2 Diskussion der Ergebnisse

Ein wichtiges Erfolgskriterium ist der Verlauf der Gewichtskurve. Zu deren besserem Verständnis sei erwähnt, daß Minipigs in einem Alter zwischen 6 – 8 Monaten und bei einem Gewicht von ca. 30 – 35 kg ausgewachsen sind, wobei sie noch weiter an Gewicht zunehmen. Unter den operierten und sezierten Tieren hatten 12 bei der Operation ein Alter von bis zu 6 Monaten, 10 waren zwischen 6 – 8 und 10 älter als 8 Monate alt. Demzufolge befand sich mehr als ein Drittel der Tiere während der Beobachtungsphase größtenteils noch im Wachstum, und fast zwei Drittel waren schon im ausgewachsenen Zustand, wobei die Hälfte davon bereits zur Zeit der Operation ausgewachsen war. Die Versuche erfolgten damit sowohl an ausgewachsenen als auch an noch wachsenden Tieren.

Die Gewichtskurven zeigen allgemein einen mehr oder weniger langdauernden Stillstand der Gewichtszunahme bei den operierten Tieren gegenüber den nichtoperierten Kontrolltieren. Nach erneuter Gewichtssteigerung unterscheiden sich die Gewichte der operierten Tiere untereinander und gegenüber denen der Kontrollgruppe nur wenig. Die unterschiedlichen Operationsgewichte deuten darauf hin, daß das Gewicht der Tiere an verschiedenen Stellen einer Wachstumskurve beginnt. Aus diesen beiden Gründen hat ein quantitativer Vergleich des Anstiegs der Gewichtskurven keinen Sinn, während die Dauer des Stillstandes der Gewichtszunahme als weitgehend unabhängig vom unterschiedlichen Alter der Tiere erscheint. Deswegen konzentrierte sich die Auswertung im weiteren auf die Bestimmung der Zeit, die die Tiere zur Überschreitung ihres Operationsgewichts brauchten. Diese Zeitspanne unterschied sich in den einzelnen Gruppen und v. a. im Vergleich zu den Kontrolltieren viel deutlicher voneinander.

Ein weiteres wichtiges Erfolgskriterium bildet die Art der Knochenregeneration. Das Auftreten einer durchgehenden Defektüberbrückung durch periostale Knochenregeneration [4, 9, 38, 51, 53] wies bei allen mit 9 – 12 Schrauben verankerten Implantaten auf funktionsstabile Verhältnisse. Bei den Tieren, deren Implantate mit 5 – 7 Schrauben fixiert waren, zeigten die Knochenregenerate keine durchgehende Defektüberbrückung.

Die zusätzliche Prüfung der Funktionsstabilität beruht auf Kontrollen des Implantatlagers, der Schraubenverankerung, der Reaktion der resektionsseitigen Gelenkpfanne und des Gelenks auf der Gegenseite, sichtbar gemacht durch eine polychrome Sequenzmarkierung [84] und objektiviert durch mikroskopische, röntgenologische und histologische Untersuchungen. Die Veränderungen im Gelenkbereich, auf der operierten Seite unter Ausbildung einer unterschiedlich dicken Bindegewebeschicht und Knochenan- und -abbau um den künstlichen Gelenkkopf, auf der Gegenseite ohne Unterschied zu den Kontrolltieren, blieben gering, obschon die jungen Tiere in rascherem und stärkerem Ausmaß auftretende Umbauvorgänge erwarten ließen als ältere.

Dehiszenzbildung im Kinn- oder Kieferwinkelbereich ließ sich, wie bei anderen Fixationsmitteln [12, 42, 60, 92], mit einer Ausnahme auf eine nicht funktionsstabile Implantatverankerung zurückführen. Die Ursache der in diesem Fall aufgetretenen Dehiszenzbildung am Kieferwinkel bei stabiler Defektüberbrückung war eine Überkonturierung der Platte mit Dekubitusbildung der über die Platte gespannten Weichteile, wie sie bei zu massiv konstruierten Implantaten beschrieben wurde [12, 52, 135]. Deswegen gilt es, beim Anbiegen der Platte auf ein Unterkonturieren [59] zu achten oder bei schwieriger Weichteildeckung die Platte auf der Lingualseite zu fixieren [109]. Ein Zusammenhang zwischen Stabilität und Weichteildeckung zeigte sich auch in den Untersuchungen mit Umschneidung eines schmalen Hautlappens im Kinnbereich. Das solcherart in der Vitalität eingeschränkte Gewebe sollte einen infolge Bestrahlung oder ausgedehnter Mobilisation vorgeschädigten Weichteillappen simulieren. Aufgetretene oberflächliche Nekrosen, aber auch durchgehende Lappenspitzennekrosen mit Freiliegen der Platte heilten bei diesen mit 9−12 Schrauben fixierten Implantaten innerhalb weniger Wochen ab, während Weichteildehiszenzen bei Instabilität persistierten.

Eine generelle Streitfrage in der Klinik bildet der operative Zugang bezüglich Verbindung zur kontaminierten Mundhöhle. Im Tierversuch ergab der kombinierte intra-/extraorale Zugang gegenüber dem rein extraoralen keine erhöhte Infektionsrate. Dasselbe haben bereits andere Autoren [27, 28, 29, 49, 68, 72, 73−78, 91] festgestellt, jedoch an Hand klinischer Erfahrungen unter günstigeren mundhygienischen Verhältnissen.

Bezüglich Entfernbarkeit der Implantate lassen sich solche mit durchgehender Oberfläche, an die sich der Knochen je nach Oberflächenbeschaffenheit mehr oder weniger dicht anlagert, gegenüber solchen mit Metallgitterstruktur unterscheiden, die von Knochen durchwachsen werden und damit nur unter Opferung von Knochensubstanz zu entfernen sind. Die Beseitigung ohne Zurücklassung einer größeren Knochenschädigung als derjenigen durch Schraubenlöcher hat unseres Erachtens als wünschenswerte Voraussetzung für eine klinische Anwendung zu gelten. Für Implantate, die sich nicht oder nur nach ausgedehnter Osteotomie entfernen lassen [12, 45, 85], scheint uns der klinische Anwendungsbereich eingeschränkt; unbestritten sind bei ausreichender Stabilität die entfernbaren Implantate vorzuziehen.

Maßgeblich für problemloses Entfernen ist die Schraubenverankerung. Nur sie hat die Vorteile einer einfachen, schadenfreien Beseitigung sowie einer dank axialer Kompression optimalen Anfangsstabilität. Verankerungselemente in

74

Form von Metallgittern, die für ihren Halt von Knochen durchwachsen sein müssen, weisen einerseits eine verminderte Anfangsstabilität auf und lassen sich andererseits nur schwer entfernen.

Die Oberflächenstruktur spielt eine wichtige Rolle bei der Haftung einer Schraube am Knochen oder ihrer Lösbarkeit. Die klinische Erfahrung bei der Osteosynthese hat gezeigt, daß schon die Verwendung von Titanschrauben, die eine rauhere Oberfläche haben als der glattpolierte AO-Implantatstahl, zu Schwierigkeiten bei der Entfernung führt, dadurch daß wegen erhöhter Haftreibung, verursacht durch den innigen Knochenkontakt, der Schraubenkopf abbrechen kann. Ein noch stärkerer Knochenkontakt, der eine Entfernung weiter erschwert, kommt bei Verwendung von Materialien mit poröser Oberfläche zustande.

Die Verankerung von Implantatpfeilern nach Rekonstruktion ohne Knochentransplantation direkt an der Rekonstruktionsplatte führte im Tierversuch zu befriedigenden Ergebnissen. Unter funktionsstabilen Verhältnissen kam es nicht, wie bei Instabilität, zu einer zunehmenden Epithelumscheidung von Implantatpfeiler, Verankerungselement und Rekonstruktionsplatte und trotz offener Verbindung zur Mundhöhle auch nicht zum Infekt. Weiter fand sich eine Abhängigkeit des Epithelabschlusses von der Qualität der Gewebeabdichtung im Pfeilerbereich. Im Gebiet des Pfeilerdurchtritts wären infolgedessen ein Anhaften der Gewebe am Implantantpfeiler erwünscht und eine Titanpulverspritzbeschichtung indiziert.

Die Implantatpfeiler ragten ohne Deckung durch einen Zahnersatz frei in die Mundhöhle. Die Belastung erfolgte unterschiedlich mehr in vertikaler oder mehr in transversaler Richtung, je nachdem, wie stark und an welcher Stelle die Pfeiler mit den nach kurzer Zeit elongierten Antagonistenzähnen in Kontakt kamen. Diese Gegenzähne wiesen teilweise deutliche Abrasionen vom Kontakt mit den Implantatpfeilern auf, d. h. die Implantatpfeiler waren z. T. sichtlich extremen Belastungen ausgesetzt. Eine exakte Simulation der Belastungsverhältnisse entsprechend der Eingliederung eines Zahnersatzes lag jedoch nicht vor.

Bei Zusammenstellung der Versuchsergebnisse gelangte eine ordinalskalierte Beurteilung der Einzelergebnisse zur Anwendung (s. auch Tabelle 6). Dazu wurden für die wichtigsten klinischen Parameter (Gewichtszunahme, Stabilität, Epithelansatz) Erfolgskriterien festgelegt und mit den Zahlen 1 = gut bis 4 = schlecht bewertet. Für eine weitergehende statistische Auswertung der Ergebnisse der Gewichtskurven eignet sich die vorliegende Versuchsanordnung nicht. Einerseits reicht wegen der multivariablen Problematik die Zahl der Versuchstiere nicht aus. Andererseits ging es beim Aufstellen der Versuchsform nicht nur um die Evaluation bereits entwickelter Hypothesen, sondern vielmehr um das Erarbeiten neuer Ideen mit dem Ziel der klinikbezogenen Entwicklung und Verbesserung neuer Implantate und zugehöriger Operationstechniken im Tierexperiment. Deswegen entstand die vorliegende Versuchseinteilung allmählich über einen längeren Zeitraum verteilt, da sich eine solche für weitere Versuchsgruppen jeweils erst aufgrund der vorangegangenen Resultate aufstellen ließ. Auf diese Weise fehlt der Versuchsanlage als wichtige Voraussetzung die zufällige Anordnung. Ein „Zeiteffekt" hat zur Folge, daß die am Ende der Versuchsserie operierten Tiere von der Verbesserung der Rekonstruktionsplatten (vgl. z. B. Abb. 48 mit Abb. 55 u. Abb. 41 oder Abb. 47 mit Abb. 39) und einem gewissen Anlernerfolg bei der Behandlung profitierten.

3 Bedeutung für die klinische Anwendung

Die gewählte Versuchsanordnung unter Verwendung eines Versuchstiers mit ähnlicher Kaubelastung und Kieferform wie jene beim Menschen erlaubt Rückschlüsse vom Tierexperiment auf die klinische Anwendung, v. a. was Entwicklung und Verbesserung der Implantate und Verfeinerung der Operationstechnik betrifft (Tabelle 9). Die vorliegenden Versuche zeigen, daß sich ein ausgedehnter Knochendefekt am Unterkiefer des 5−12 Monate alten Minipigs unter Nachbehandlung ohne intermaxilläre Fixation und ohne spezielle Fütterungsmaßnahmen ausgezeichnet als Modell zur experimentellen Untersuchung der Funktionsstabilität von Rekonstruktionsmaßnahmen eignet. Klinische Bedeutung haben dabei die an den Implantaten vorgenommenen Änderungen, die deren Form, Dimensionierung und Erleichterung der Handhabung sowie Entwicklung zugehöriger Instrumente und Verbesserung der Operationstechnik betreffen. Dabei steht die Tatsache im Vordergrund, daß die Resultate vorwiegend von der erreichten Funktionsstabilität abhängen. Die Wahl von noch an Gewicht zunehmenden Tieren (ausgewachsenen oder noch im Wachstum stehenden) und die Belassung des Periosts bei der Resektion weisen darauf hin, daß die zentrale Fragestellung auf die Untersuchung der bei klinischer Anwendung wichtigen Funktionsstabilität gelegt wurde, die an der frühen postoperativen Gewichtszunahme und periostalen Knochenregeneration ohne Kontinuitätsunterbruch sichtbar gemacht werden konnte. Die im Tierversuch ermittelte Mindestzahl von Schrauben läßt sich nicht absolut auf klinische Verhältnisse übertragen. Immerhin steht fest, daß unterhalb einer Mindestzahl eingebrachter Schrauben gehäuft Komplikationen auftreten.

Tabelle 9. Problemstellung und Schlußfolgerung

Problemstellung	Schlußfolgerung
Entwicklung von Implantaten zur Unterkieferrekonstruktion unter Berücksichtigung der	
klinischen Anforderungen	Unterkieferrekonstruktionsplatte
Funtionsstabilität	Kondylusprothese
biomechanischen Verhältnisse am Unterkiefer	Rekonstruktionsplatte mit Gelenkkopf
	Verankerungselement für Implantatpfeiler
Tierexperimentelle Prüfung der entwickelten Implantate	
Entwicklung eines geeigneten Tiermodells	Sowohl das ausgewachsene, jedoch an Gewicht noch zunehmende als auch das wachsende Minipig mit Resektion eines 13−15 cm messenden Unterkieferanteils ohne Mitentfernen des Periosts eignet sich vorzüglich zur tierexperimentellen Untersuchung der Funktionstüchtigkeit und Stabilität von Rekonstruktionsmaßnahmen bei ausgedehntem Knochendefekt.

Tabelle 9 (Fortsetzung)

Problemstellung	Schlußfolgerung
Relevanz der tierexperimentellen Prüfung	In bezug auf Defektausmaß, Funktionsstabilität ohne intermaxilläre Fixation und Zahl der Versuchstiere gehören die entwickelten Rekonstruktionsplatten zu den bestuntersuchten Implantaten für den Unterkieferersatz.
Erreichen von Funktionsstabilität	Bei geeigneter Operationstechnik läßt sich eine funktionsstabile Defektüberbrückung erreichen.
Funktionsstabilität in Abhängigkeit vom Defektausmaß	Bisher existieren keine Tierversuche mit Rekonstruktion eines Unterkieferdefekts im Ausmaß von 13–15 cm ohne intermaxilläre Fixation oder spezielle Fütterungsmaßnahmen.
Verwendbarkeit der Implantate	Die Tierexperimente lassen übereinstimmend mit den klinischen Erfahrungen die universelle Verwendbarkeit der Implantate erkennen, zurückzuführen auf ihre Verformbarkeit in alle Richtungen.
Verbesserung der Implantate	Die Erfahrungen aus den Tierversuchen und der Klinik resultieren in einer laufenden Verbesserung der Implantate.
Entwicklung zugehöriger Operationstechniken	Von ausschlaggebender Bedeutung für den Erfolg der Rekonstruktionsmaßnahmen erwies sich die ausreichende Verankerung der Rekonstruktionsplatten.
Operativer Zugang	Der kombinierte intra-/extraorale Zugang hatte gegenüber dem rein extraoralen gleichwertige Ergebnisse.
Gewebeverträglichkeit	Die Gewebeverträglichkeit zeigte eine Abhängigkeit von der Funktionsstabilität. Auftretende bindegewebige Einscheidungen der Implantate deuten auf Instabilität. Unter funktionsstabilen Verhältnissen reicht der Knochen bis in die einzelnen Gewindezüge der Schrauben.
Bruchfestigkeit	Die Bruchfestigkeit sowohl beim Biegen als auch nach dem Einsetzen reicht aus, wobei die Implantate zwischen den Plattenlöchern nicht stärker als 15° gebogen werden dürfen.
Funktion des Gelenkkopfes	Der bisphärisch-querovale Gelenkkopf erfüllte die an ihn gestellten Erwartungen, indem er einerseits eine ungehinderte Mundöffnung zuließ und andererseits eine Luxation verhinderte.
Gelenkreaktion der Gegenseite	Das Gelenk der Gegenseite reagierte im Vergleich zu dem der Kontrolltiere unauffällig.
Anbringen eines Implantatpfeilers	Tierexperimentell ließ sich ein Implantatpfeiler ohne nachteilige Auswirkungen einsetzen. Dies erfolgte transmukös, transalveolär und transossär.
Stabilität der Pfeilerverankerung	Die Pfeilerverankerung erwies sich als ausreichend stabil, wobei die kaufunktionelle Belastung des Pfeilers durch direktes Aufbeißen auf die Antagonistenzähne ohne Einsetzen eines Zahnersatzes erfolgte.
Risiko der offenen Verbindung zur Mundhöhle	Die offene Verbindung zur Mundhöhle zeigte während der Dauer der Tierversuche keine nachteiligen Folgen.
Epithelansatz	Der Epithelansatz verlief in Abhängigkeit von der Stabilität der Defektüberbrückung teils im Bereich der Implantatpfeiler, teils erwies sich auch die Pfeilerverankerung von Epithel umwachsen.
Entfernbarkeit der Implantate	Die Entfernbarkeit der Implantate als wichtige Voraussetzung für eine klinische Anwendung stellte sich dank der Verankerung durch Schrauben und der Verwendung von AO-Implantatstahl als problemlos heraus.

Ebenfalls von Bedeutung für die Klinik sind Art und Ausmaß der Plattenverformung. Beim Anpassen einer Platte vor der Resektion besteht die Gefahr einer späteren Dekubitusbildung der darüberliegenden Weichteile. Sie läßt sich durch Unterkonturierung der Platte beim Anpassen oder durch ihre Fixation auf der Lingualseite vermeiden. Bei zu starker Verformung der Platte droht der Plattenbruch, sei es bei deren Anbiegen oder in situ bei funktioneller Belastung. Als Grenze gilt eine maximale Biegung zwischen 2 Plattenlöchern von 15°. Die Erkenntnis, daß die Platte nach stärkerer Formung bricht, läßt sich zur Kürzung eines zu lang gewählten Implantats verwenden, indem es mehrmals an der gewünschten Stelle über das zulässige Maß hinaus hin- und herbewegt wird. Einfacher läßt sich die Längenadaptation mit einer speziellen Plattenschneidezange durchführen. Die Garantie ausreichender Bruchfestigkeit unter funktioneller Belastung trotz vorheriger Verformung der Implantate gilt als weitere im Tierversuch ermittelte Voraussetzung für die klinische Anwendung, besonders für die Rekonstruktionsplatte mit Gelenkkopf. Im Laufe der Tierversuche zeigte sich, daß die Biegezangen auch bei einer bereits verschraubten Rekonstruktionsplatte zum Nachzentrieren des Gelenkkopfes in die Gelenkpfanne geeignet sind.

Klinische Bedeutung kommt der Tatsache zu, daß die Versuche mit rein extraoralem gegenüber denjenigen mit kombiniertem intra-/extraoralem Zugang keine besseren Ergebnisse aufzuweisen hatten, wobei auf einen dichten, mehrschichtigen Verschluß der Mundhöhle geachtet wurde. Das Instrumentarium für transbukkale Verschraubung ermöglicht, den extraoralen Anteil noch weiter zu begrenzen. Die tierexperimentellen Ergebnisse mit der bisphärisch-querovalen Form des Gelenkkopfes lassen auch im klinischen Gebrauch eine ungestörte Gelenkfunktion erwarten. Den experimentellen Untersuchungen mit Implantatpfeilern kommt für die klinische Anwendung insofern eingeschränktes Gewicht zu, als diese ohne Zahnersatz nicht klinischen Bedingungen entsprechend belastet waren.

Von geringerer unmittelbarer Aussagekraft für die Klinik erweist sich die im Defektbereich aufgetretene, auf funktionsstabile Verhältnisse hinweisende knöcherne Defektüberbrückung, die es vielmehr im Zusammenhang mit der Versuchsanordnung (Resektion unter Belassung des Periosts) zu verstehen gilt. Bei Mitentfernung des Periosts, die in der Klinik bei Resektion maligner Tumoren notwendig ist, führt nur eine Knochentransplantation zur knöchernen Überbrückung. Nach subperiostaler Resektion eines gutartigen Tumors kann allenfalls auch in der Klinik — jedenfalls beim jugendlichen Patienten — vom Periost eine gewisse Knochenregeneration ausgehen [4, 38, 48, 51].

Teil II: Klinische Anwendung

Material und Methode, Ergebnisse

Die neuen Implantate fanden seit Beginn ihrer Entwicklung, d. h. von 1973 an, parallel zu ihrer experimentellen Untersuchung auch in der Klinik für Plastische und Wiederherstellende Chirurgie (Leiter: Professor Dr. Dr. B. Spiessl), Kantonsspital Basel, bis 1977, und für Plastische und Wiederherstellungschirurgie (Leiter: Professor Dr. H. Tschopp), Inselspital Bern, ab 1978 Anwendung. Das klinische Material basiert auf einer Nachkontrolle von 21 konsekutiven Fällen, die von 1978 bis 1982 (Inselspital Bern) operiert worden sind.

Eine zusammenfassende Übersicht gibt Tabelle 10. An Hand einiger näher beschriebener Fälle sollen unsere Erfahrungen bei der Unterkieferrekonstruktion diskutiert werden.

Tabelle 10. Kasuistik von 21 konsekutiven, nachkontrollierten Fällen von Unterkieferrekonstruktionen[a]

Patient	Ge-schlecht	Alter (Jahre)	Diagnose	Implantat und Verankerung	Hospita-lisations-dauer (Tage)	Lokale Kompli-kationen	Metallent-fernung (Monate)
1	m	28	Trümmerfraktur Mentum kombiniert mit komplexer Mittelgesichtsfraktur bei Poly-trauma nach Verkehrsunfall	8-Loch-Platte gerade, rechts 3, links 4 Schrauben	9	–	13
2	m	71	Defekt Korpus, Angulus und Ramus rechts, nach Schußverletzung bei Suizidversuch	22-Loch-Platte vorgeformt proximal 4, distal 6 Schrauben	10	–	–[b]
3	m	15	Kiefergelenkankylose beidseits	Kiefergelenkprothese beidseits, je 5 Schrauben	6	–	–
4	m	45	Trümmer- und Defektfraktur Korpus rechts bei Polytrauma nach Verkehrsunfall	8-Loch-Platte gerade, je 3 Schrauben	8	–	–
5	f	70	Adamantinom Mentum	18-Loch-Platte gerade	5	–	–
6	m	22	Defekt Mentum kombiniert mit medianer Mittelgesichtsdefektläsion nach Schuß-verletzung bei Suizidversuch	18-Loch-Platte gerade, rechts 6, links 5 Schrauben	90	–	8
7	m	65	Adamantinom Korpus und Ramus links	20-Loch-Platte vorgeformt, proximal 4, distal 6 Schrauben	15	+[c]	4[d]
8	m	19	Trümmerfraktur Mentum nach Verkehrs-unfall	10-Loch-Platte gerade, rechts 2, links 3 Schrauben	5	–	9
9	m	36	Trümmer- und Defektfraktur Mentum kombiniert mit Mittelgesichtszertrümme-rung bei Polytrauma nach Verkehrsunfall	10-Loch-Platte gerade, beidseits je 3 Schrauben	70	+[e]	12
10	m	25	Trümmerfraktur Angulus rechts kombiniert mit Querfraktur Korpus links, nach Sturz	8-Loch-Platte gerade, proximal 3, distal 4 Schrauben	9	–	13
11	m	11	Sarkom. Korpus, Angulus, Ramus und Pro-cessus muscularis und articularis links, Status nach Vorbestrahlung und zystostatischer Behandlung	20-Loch-Platte mit Gelenk-kopf, 8 Schrauben	15	+[f]	54[g]

12	m	42	Defekt Angulus, Ramus und Processus articularis links kombiniert mit Querfraktur Korpus rechts nach Schußverletzung bei Suizidversuch	16-Loch-Platte mit Gelenkkopf, 8 Schrauben	8	–	–
13	f	40	Trümmer- und Defektfraktur Mentum kombiniert mit Angulusfraktur rechts und Kollumfraktur links bei Polytrauma nach Verkehrsunfall	6-Loch-Platte gerade, rechts 2, links 3 Schrauben	38	–	14
14	m	47	Trümmer- und Defektfraktur Angulus links nach Schlägerei (bei Status nach Resektion eines Plattenepithelkarzinoms im Mesopharynx links)	12-Loch-Platte gerade, proximal 4, distal 5 Schrauben	17	–[h]	–
15	m	57	Stückfraktur Korpus links kombiniert mit Querfraktur Angulus rechts nach Kollision beim Skifahren	6-Loch-Platte gerade, proximal 3, distal 2 Schrauben	7	–	13
16	m	56	Trümmer- und Defektfraktur Korpus rechts	10-Loch-Platte gerade, beidseits je 3 Schrauben	6	–	18
17	m	25	Trümmer- und Defektfraktur Mentum nach Sturz bei epileptischem Anfall	14-Loch-Platte gerade, rechts 5, links 4 Schrauben	13	–	18
18	m	33	Osteomyelitis bei Status nach konservativer Behandlung einer Querfraktur Korpus links	10-Loch-Platte gerade, rechts 4, links 5 Schrauben	6	–	9
19	m	24	Trümmer- und Defektfraktur Mentum kombiniert mit Le Fort-II-Fraktur nach Verkehrsunfall	10-Loch-Platte gerade, beidseits je 4 Schrauben	14	+[i]	10
20	m	27	Kiefergelenkankylose links	Gelenkprothese links, 6 Schrauben	15	–	–
21	m	28	Trümmerfraktur Korpus rechts nach Verkehrsunfall	12-Loch-Platte gerade, proximal 4, distal 5 Schrauben	5	–	9

[a] Seit 1978 an der Abteilung für Plastische und Wiederherstellungschirurgie, Inselspital Bern, durchgeführt; [b] Nach 2 Monaten an anderem Leiden verstorben; [c] Plattenbruch; [d] Nach sekundärer Osteoplastik; [e] Infekt im Trümmerbereich, Abheilung nach Sequestrotomie; [f] Oberflächlicher Weichteilinfekt, der problemlos abheilt; [g] Für sekundäre Osteoplastik; [h] Nach 4½ Monaten am Karzinomrezidiv verstorben; [i] Infekt im Trümmerbereich, Abheilung nach Sequestrotomie

Fall 1: Ein 22jähriger Patient wird mit einer Schußverletzung am Unterkiefer und im Mittelge-
sichtsbereich eingewiesen. Am Unterkiefer findet sich eine Defektfraktur im Kinnbereich mit
Haut- und Schleimhautdefekt (Abb. 73a). Bei der operativen Versorgung wird eine 18-Loch-
Rekonstruktionsplatte angepaßt. Die Verankerung in den Kieferstümpfen erfolgt rechts mit 6,
links mit 5 Schrauben. Der Defekt wird mit Spongiosa vom Beckenkamm aufgefüllt. Durch
Mobilisation der angrenzenden Weichteile gelingt eine primäre Deckung (Abb. 73b, c). Bei
Metallentfernung 8 Monate später ist ein guter knöcherner Durchbau (Abb. 73d, e) zu erken-
nen.

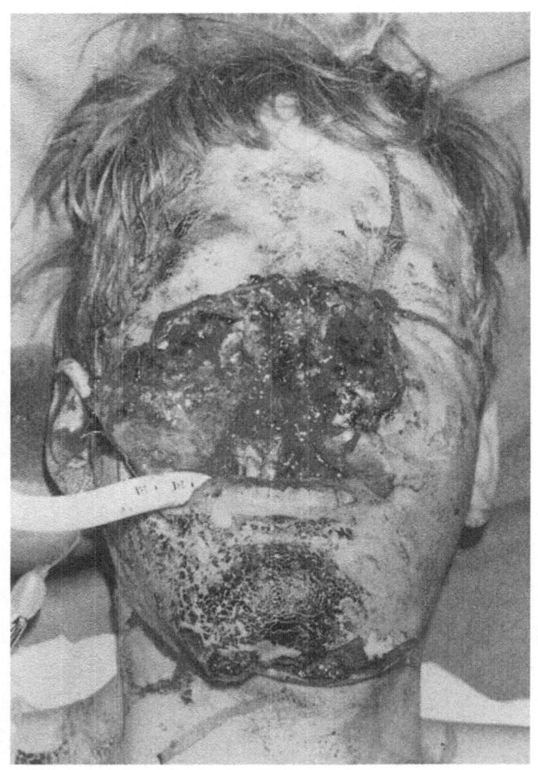

a

Abb. 73a − e. Fall 1: 22jähriger
Patient mit Schußverletzung am
Unterkiefer und im Mittelgesichtsbereich. **a** Einschuß submental mit
Defektfraktur und Schleimhaut-
verlust im Kinnbereich. Ausschuß
im Mittelgesichtsbereich mit Verlust der ganzen Nase und knöchernen Anteilen des Oberkiefers.

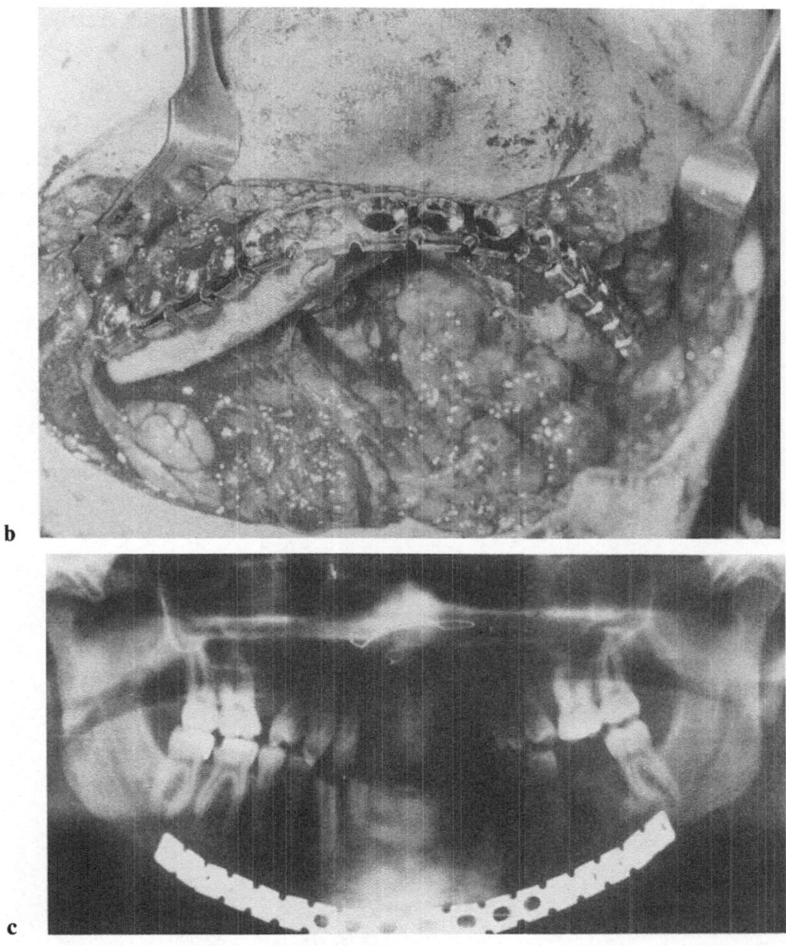

Abb. 73. b, c Operative Versorgung mit 18-Loch-Rekonstruktionsplatte, links mit 5, rechts mit 6 Schrauben verankert, und anschließender Spongiosaplastik vom Beckenkamm. **d** Profilbild nach knöcherner Kinnrekonstruktion und Nasenaufbau mit Stirnlappen. **e** Das Röntgenbild nach Metallentfernung zeigt einen guten knöchernen Durchbau

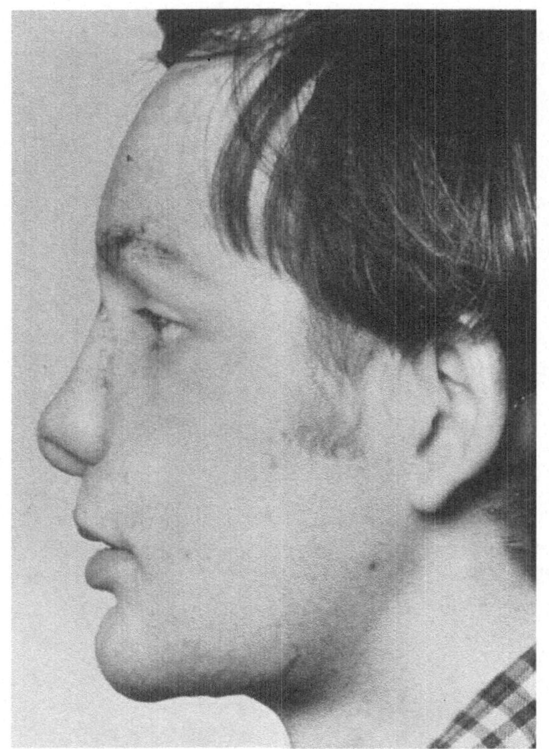

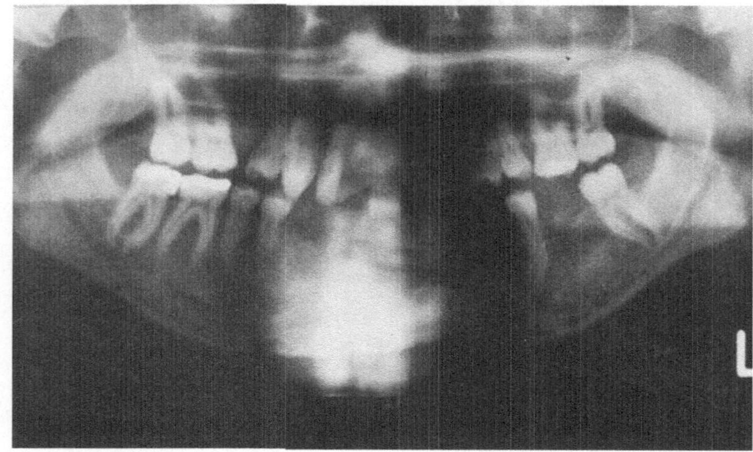

Abb. 73d, e (Legende s. S.83)

Fall 2: Ein 71jähriger Patient zieht sich bei einer Schußverletzung eine Trümmer- und Defektfraktur am Unterkiefer zu. Unterkiefer und Zunge fallen nach dorsal und verlegen dem Patienten die Atemwege (Abb. 74a). Bei der Revision wird neben multiplen losen Fragmentre-
sten ein Knochendefekt vom Kinn bis zum Kollum (Abb. 74b) festgestellt. Die Versorgung erfolgt mit einer vorgebogenen Rekonstruktionsplatte. Im gelenktragenden Fragmentstumpf lassen sich 4 Schrauben verankern, im Kinnbereich erfolgt die Fixation mittels 6 Schrauben
(Abb. 74c). Die Fixierung des Mundbodens an der Platte verhindert das Zurückfallen der
Zunge mit Verlegung der Atemwege. Bei diesem Patienten ist die Länge des Kollumstumpfs
für das Einbringen von 4 Schrauben äußerst knapp. Zur Fixation eines Kollumstumpfs mit
weniger als 4 Schrauben hofft man, mit zusätzlicher Retention der Schrauben durch Verklem-
mung des Schraubenkopfs im Plattenloch mittels eines speziellen Spreizmechanismus eine erhöhte Stabilität zu erreichen.

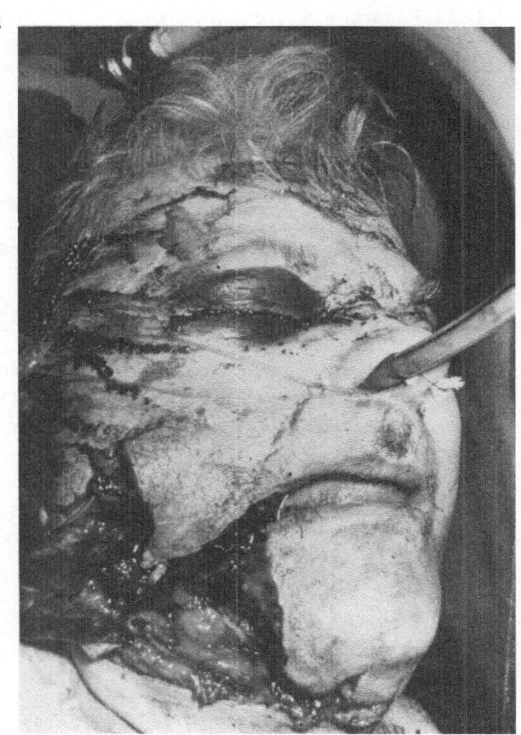

Abb. 74a – c. Fall 2: 73jähriger Patient mit Schußverletzung im Unterkieferbereich rechts. **a** Hautdefekt im
Bereich von Wange und Hals rechts.
Infolge der mangelnden Weichteilauf-
hängung im Bereich des Unterkieferdefekts verlegen Zunge und Mundbo-
den durch ihre Dorsalverlagerung die
Atemwege.

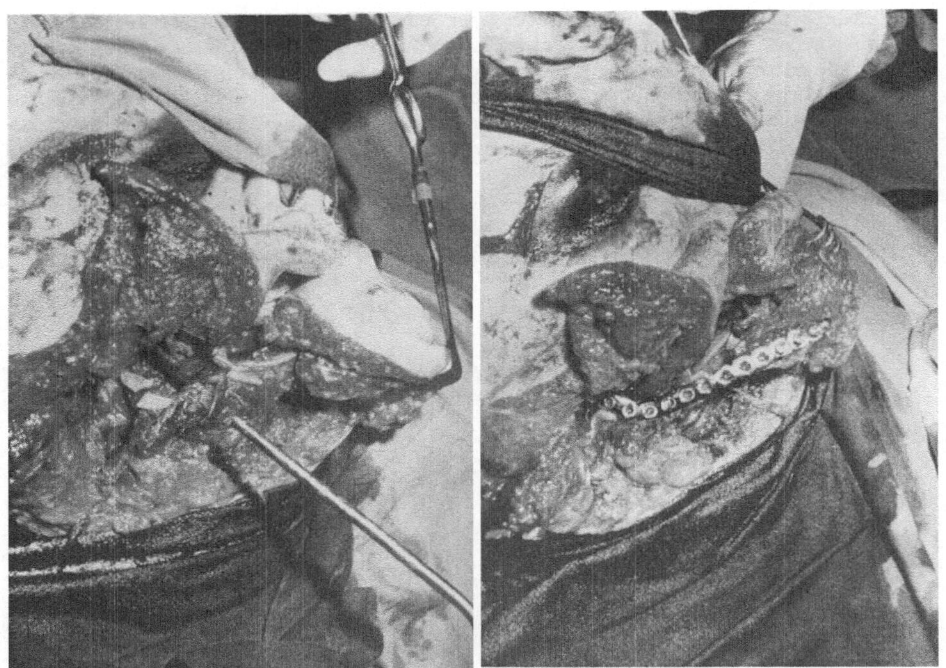

b
c

Abb. 74. b Außer einigen losen Knochenfragmenten reicht der Knochendefekt vom Kinn bis zum Kollum. **c** Versorgung mit einer vorgebogenen Rekonstruktionsplatte. Verankerung im Kollumbereich mit 4, im Kinnbereich mit 6 Schrauben

Fall 3: Ein 36jähriger Patient erleidet bei einem Autounfall neben multiplen Mittelgesichts-
frakturen eine Unterkiefertrümmer- und Defektfraktur im Kinnbereich, eine Kollumfraktur
links und eine Le Fort-III-Fraktur mit Augenbulbusruptur rechts sowie Frakturen an der rechten unteren Extremität. Wegen des schlechten neurologischen Zustandes, einer Verbrauchs-
koagulopathie und der starken Schwellung beschränkt sich die Primärversorgung auf eine
Blutstillung, die Enukleation des rupturierten Augenbulbus und eine Tracheotomie
(Abb. 75a). Die postprimäre Behandlung läßt sich erst nach Stabilisierung der vitalen Funk-
tionen und Besserung des neurologischen Zustandes 3 Wochen nach dem Unfall durchführen.
Die Fixation der Kieferstümpfe erfolgt mit einer 10-Loch-Rekonstruktionsplatte mit beidseits
je 3 Schrauben. Einige Fragmente im Defektbereich lassen sich durch zusätzliche Schrauben
im mittleren Bereich der Platte sowie 2 Zugschrauben neben der Platte befestigen. Trotz Mobilisation der Weichteile gelingt keine ausreichende Weichteildeckung, so daß am Alveolar-
kamm des Kinns ein Schleimhautdefekt mit Offenliegen des Knochens bestehen bleibt.

Nach anfänglich unauffälligem Verlauf mit guter Granulation im Areal des Weichteilde-
fekts treten nach 4 Monaten rezidivierende Schwellungen mit Fistelbildung auf. Das Röntgenbild zeigt Anhaltspunkte für Sequesterbildung und Schraubenlockerung im Defektbereich. Bei
einer Revision nach 6 Monaten werden die Sequester und lockeren Schrauben entfernt und
eine Spongiosaplastik durchgeführt (Abb. 75b). Der weitere Ablauf gestaltet sich komplikationslos, und bei der Metallentfernung 12 Monate nach dem Unfall findet sich eine stabile
knöcherne Überbrückung (Abb. 75c).

Der Oberkiefer wird ebenfalls funktionsstabil versorgt. Dazu befestigen wir am Halo statt
der üblichen Extensionsvorrichtung einen Fixateur externe. Mit diesem sog. Craniofixateur
externe erübrigt sich die sonst notwendige intermaxilläre Fixation (Abb. 75d, e). Damit kann
auch bei Kombination zwischen Unterkieferdefekt und Mittelgesichtsfraktur der Vorteil der
funktionsstabilen Unterkieferrekonstruktion ausgenutzt werden. Zudem stellt sich die Indikation für eine frühzeitige Mobilisation infolge der gleichzeitig vorliegenden Kollumfraktur.

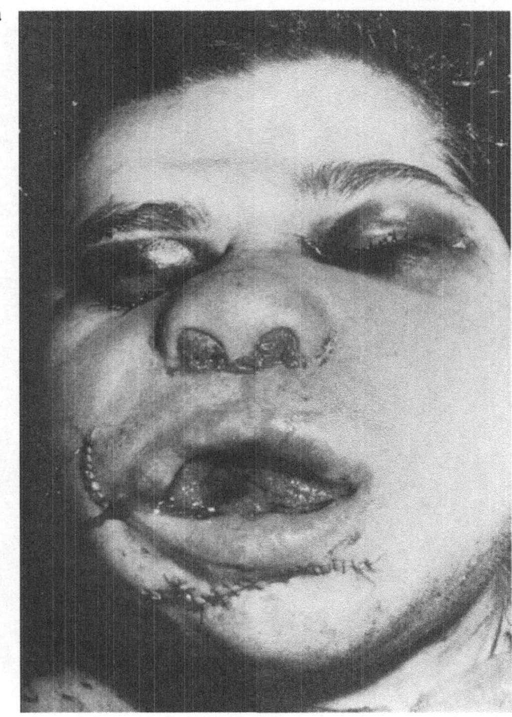

Abb. 75a – e. Fall 3: 36jähriger Patient
nach Autounfall mit einer Unterkiefer-
trümmer- und Defektfraktur im Kinnbereich, einer Kollumfraktur links, einer Le Fort-III-Fraktur mit multiplen
Trümmerfrakturen im Mittelgesicht sowie einer Augenbulbusruptur rechts.
a Die Primärversorgung beschränkt sich
auf eine Blutstillung und Tamponade,
die Enukleation des linken Augenbulbus und eine Tracheotomie.

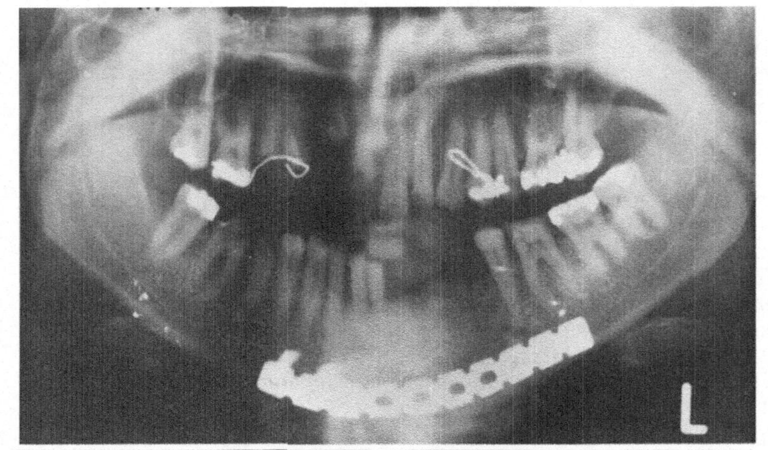

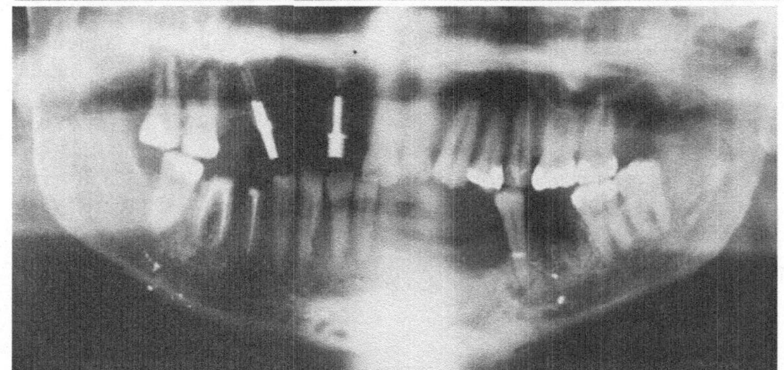

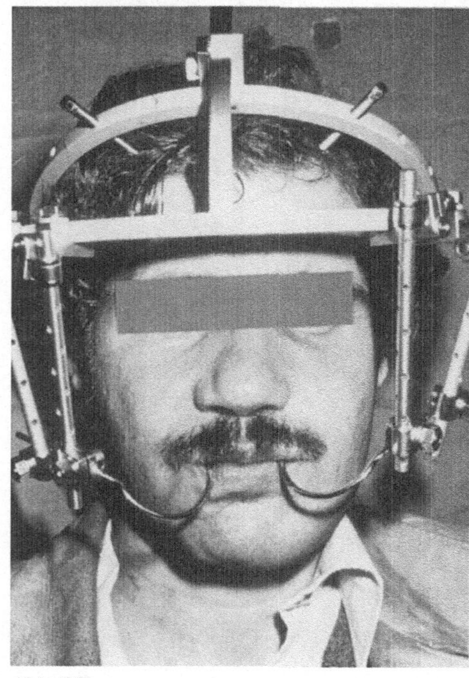

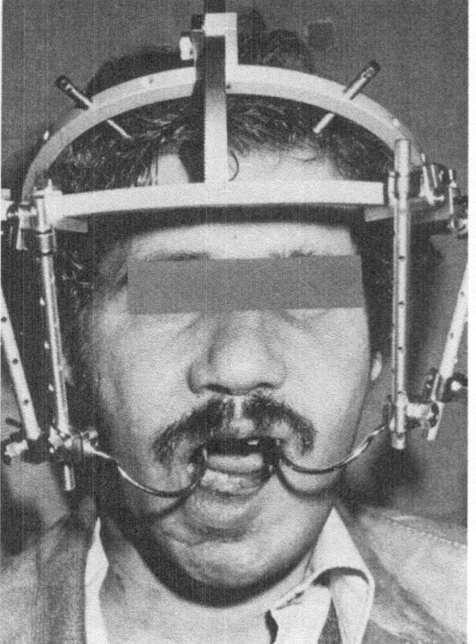

b

c

d

e

Abb. 75 b–e

Fall 4: Bei einem 42jährigen Patienten − ebenfalls mit einer Schußverletzung − bestehen eine Fraktur im Horizontalastbereich rechts und ein Defekt des aufsteigenden Astes links, wobei die Kieferanteile vom Kieferwinkel bis und mit Kondylus fehlen (Abb. 76 a). Die Fraktur rechts wird mit einer 6-Loch-EDCP versorgt. Die Rekonstruktion des Defekts links erfolgt mittels einer Rekonstruktionsplatte mit Gelenkkopf. Die Platte läßt sich im Kinnbereich mit 8 Schrauben fixieren (Abb. 76 b, c). Dank der funktionsstabilen Rekonstruktion ist postoperativ keine intermaxilläre Ruhigstellung notwendig. Der weitere Heilungsverlauf gestaltet sich komplikationslos.

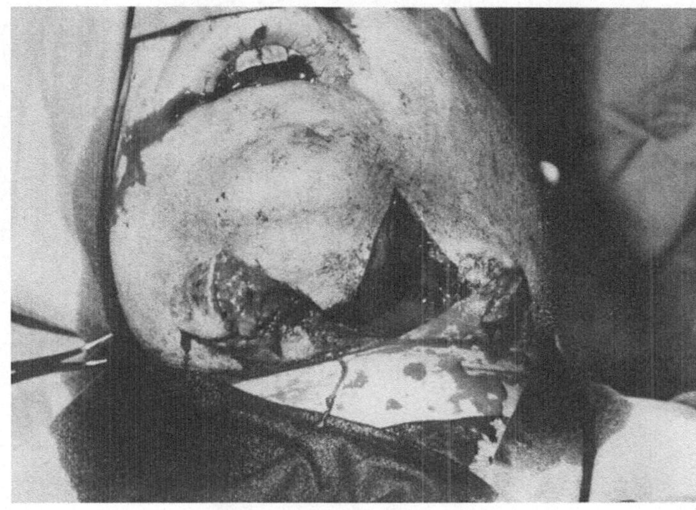

a

Abb. 76 a − c. Fall 4: 42jähriger Patient mit Schußverletzung im Unterkieferbereich links. **a** Einschuß im Mundbodenbereich mit Fraktur im Horizontalast rechts, Ausschuß im Ohrbereich links mit Verlust des ganzen aufsteigenden Unterkieferasts inklusive Kondylus links. **b, c** Operative Versorgung der Horizontalastfraktur rechts mit einer 6-Loch-EDCP, des Unterkieferdefekts links mit einer Rekonstruktionsplatte mit Gelenkkopf. Die Platte läßt sich im Kinnbereich mit 8 Schrauben fixieren

b Stabilisation der Kieferstümpfe mit einer 10-Loch-Rekonstruktionsplatte und beidseits je 3 Schrauben. Einige zusätzliche Zugschrauben zur Fixation loser Fragmente werden nach 6 Monaten wegen rezidivierender Schwellung mit Fistelbildung mitsamt den Sequestern entfernt unter gleichzeitiger Auffüllung des Defekts durch Spongiosa und plastischer Deckung der Schleimhaut. **c** Nach komplikationslosem weiteren Verlauf findet sich 12 Monate später bei der Metallentfernung ein gut durchgebauter Unterkiefer. **d, e** Zur funktionsstabilen Fixation dient der Craniofixateur externe, der bei kombinierten Frakturen eine Voraussetzung zur sofortigen Mobilisation nach Unterkieferrekonstruktion darstellt. Zur Erreichung des gleichen Ziels bevorzugen wir heute die Mini-Rekonstruktionsplatte. Dabei handelt es sich um eine modifizierte Rekonstruktionsplatte in verkleinerter Ausführung, speziell für den Oberkiefer zur Verwendung der 2,0 mm Mini-Kortikalisschrauben entwickelt

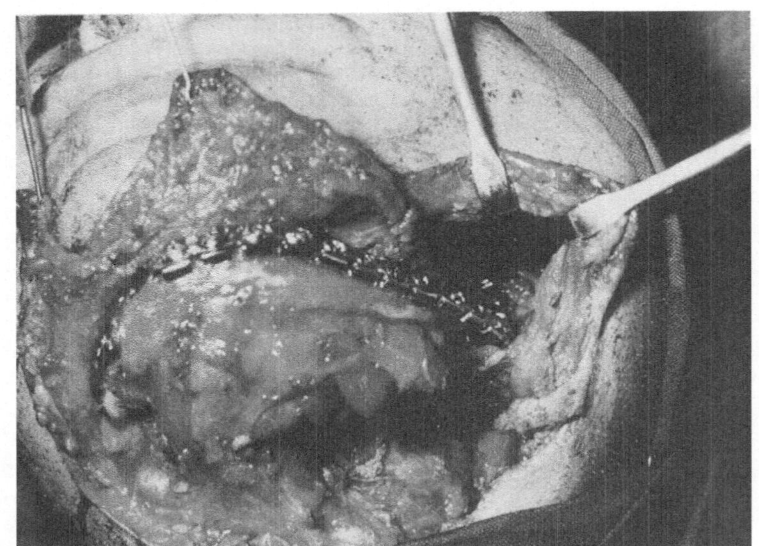

b

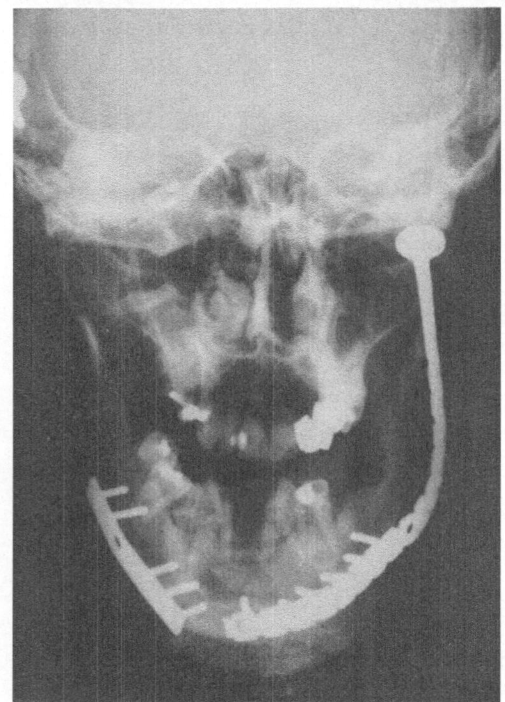

c

Abb. 76 b, c (Legende s. S. 89)

90

Fall 5: Ein 65jähriger Patient kommt mit einem Rezidiv eines 3 Jahre vorher unvollständig entfernten Adamantinoms im Kieferwinkel links. Jetzt reicht der Tumor vom Prämolarenbereich bis zur Incisura semilunaris mit breitem Durchbruch in die Mundhöhle (Abb. 77a). Die Resektion (Abb. 77b) und anschließende Rekonstruktion des Unterkiefers mit einer vorgebogenen 20-Loch-Rekonstruktionsplatte erfolgt über einen intraoralen Zugang, wobei die Verschraubung der Platte am Kollumstumpf bei peroperativer intermaxillärer Fixation transbukkal mit dem speziellen Instrumentarium (Abb. 77c) vorgenommen wird. Es gelingt, im Kollumstumpf 4 Schrauben, im Kinnbereich 6 Schrauben anzubringen (Abb. 77d). Der postoperative Heilungsverlauf ist komplikationslos, die Mundöffnung nicht eingeschränkt und ohne Seitabweichung (Abb. 77e, f). Nach 4 Jahren kommt es zum Plattenbruch, so daß der Patient jetzt einer sekundären Osteoplastik mit einem Span vom Beckenkamm unter Auswechseln der Rekonstruktionsplatte zustimmt. 4 Monate später zeigt sich bei der Metallentfernung eine gute knöcherne Überbrückung des Defekts.

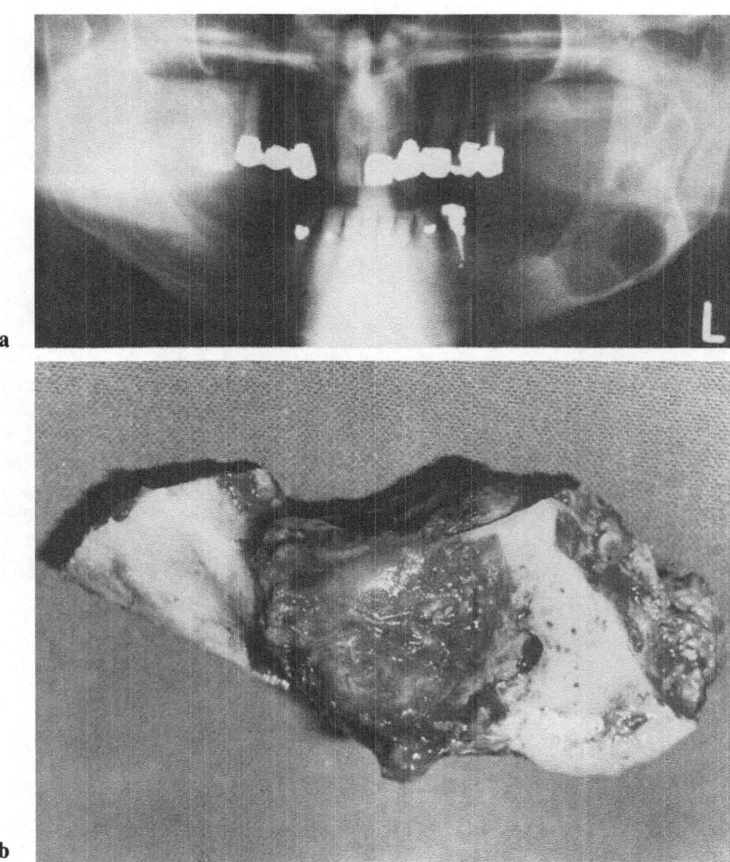

Abb. 77a−f. Fall 5: 65jähriger Patient mit rezidivierendem Adamantinom im Kieferwinkel links. **a** Das Röntgenbild zeigt einen Tumorbefall vom Prämolarenbereich bis zur Incisura semilunaris links. **b** Resezierter Unterkieferanteil. **c, d** Die Resektion und Rekonstruktion erfolgt über einen intraoralen Zugang. Die vorgebogene 20-Loch-Rekonstruktionsplatte läßt sich im Kinnbereich mit 6, im Kollumstumpf mit 4 Schrauben verankern. Die Verschraubung im Kollumbereich erfolgt mit dem transbukkalen Instrumentarium. **e, f** Der Patient zeigt 3 Jahre nach der Operation keine Asymmetrie und eine ungehinderte Mundöffnung

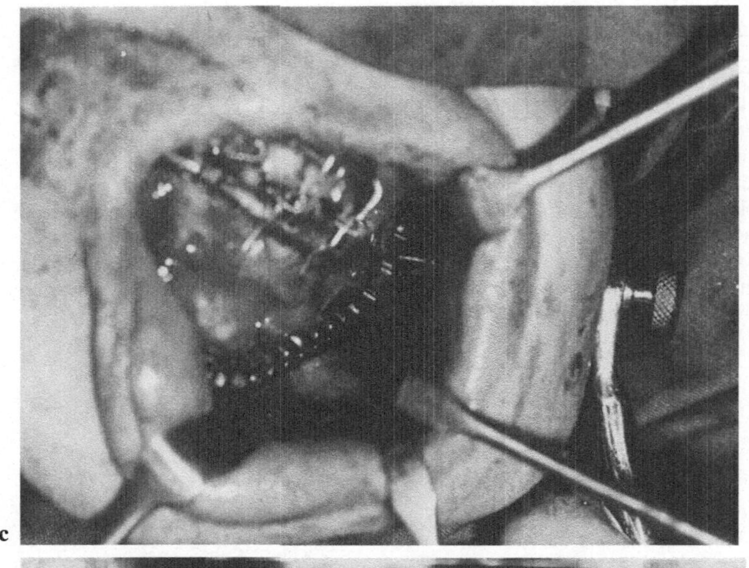

c

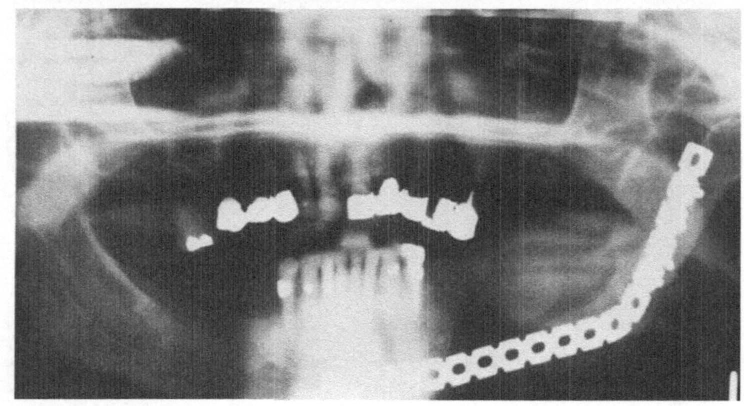

d

Abb. 77 c, d (Legende s. S. 91)

92

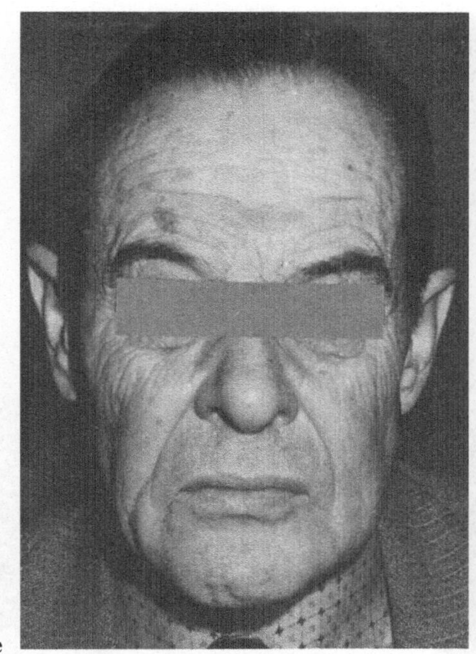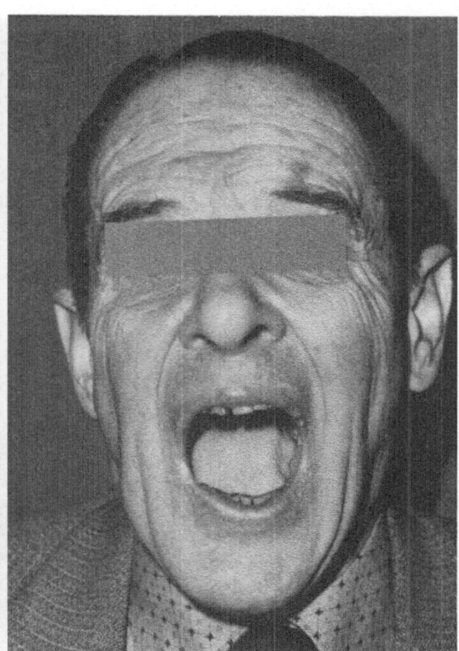

Abb. 77 e, f (Legende s. S. 91)

Fall 6: Ein 15jähriger Patient hat eine stark eingeschränkte maximale Mundöffnung von weniger als 10 mm (Abb. 78a). Aus der Anamnese geht hervor, daß der Patient mit 8 Jahren eine beidseitige Kollumfraktur erlitten hatte. Auf den Röntgenbildern findet sich eine Kiefergelenkankylose beidseits. Über einen präaurikulären Zugang erfolgt die Resektion der Ankylose. Nach einem weiteren Hautschnitt submandibulär läßt sich durch Untertunneln der Weichteile der Unterkiefer vom Horizontalastbereich bis zum Resektionsstumpf am Kollum darstellen. Nach Sicherung der Okklusion durch peroperative intermaxilläre Fixation erfolgen Anpassen und Verschrauben einer Kondylusprothese beidseits (Abb. 78b, c). Der postoperative Verlauf ist komplikationslos, die maximale Mundöffnung 3 Jahre nach der Operation beträgt über 30 mm (Abb. 78d).

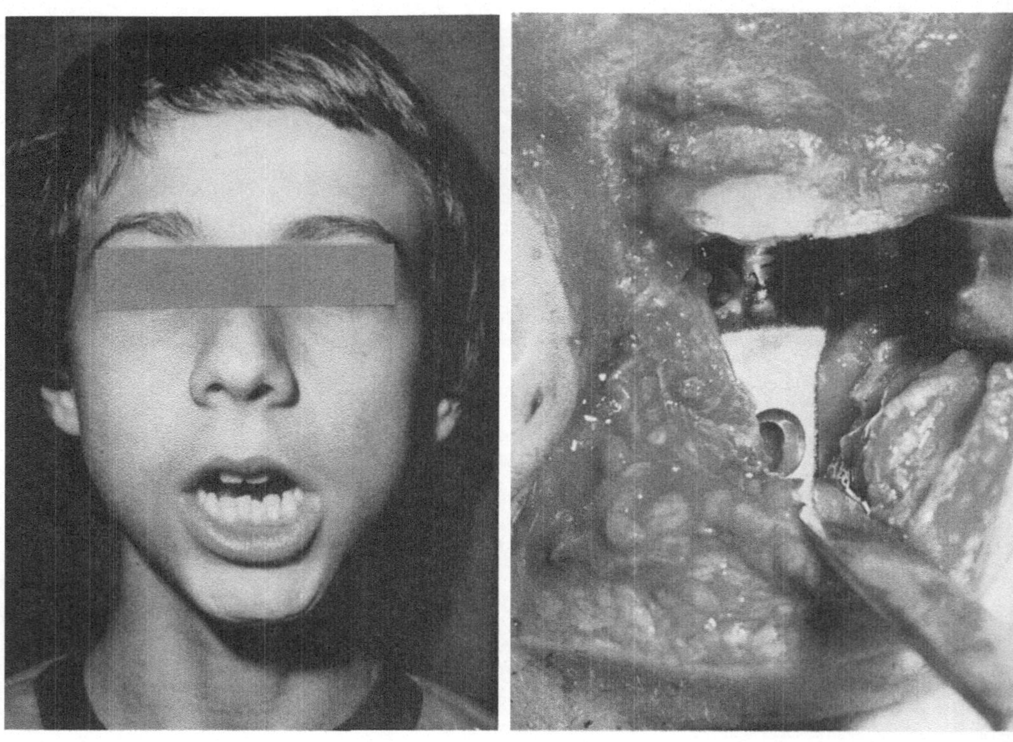

Abb. 78a — d. Fall 6: 15jähriger Patient mit Kiefergelenkankylose beidseits nach unversorgter Kollumfraktur beidseits im Alter von 8 Jahren. **a** Die maximale Mundöffnung ist auf weniger als 10 mm eingeschränkt. **b** Nach Resektion der Ankylose und Sicherung der Okklusion mit intermaxillärer Fixation erfolgt das Anpassen der Kondylusprothese. Bei der Verschraubung drücken die exzentrisch gebohrten Schrauben in den DCP-Löchern den Dorn der Kondylusprothese in die Spongiosa des Kollumstumpfs.

94

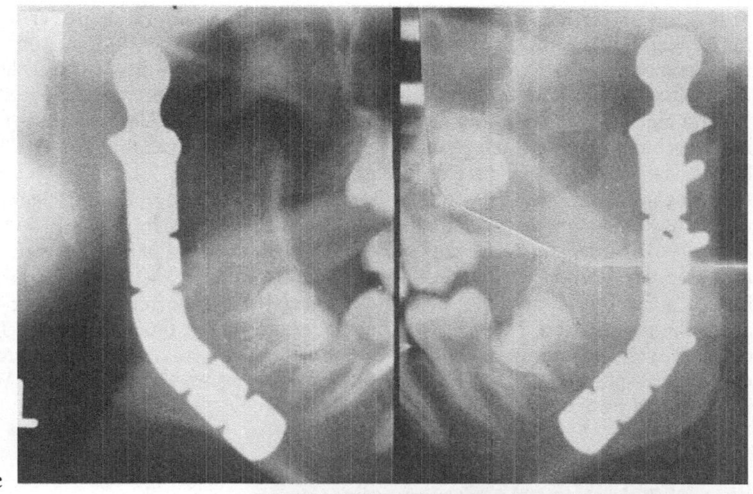

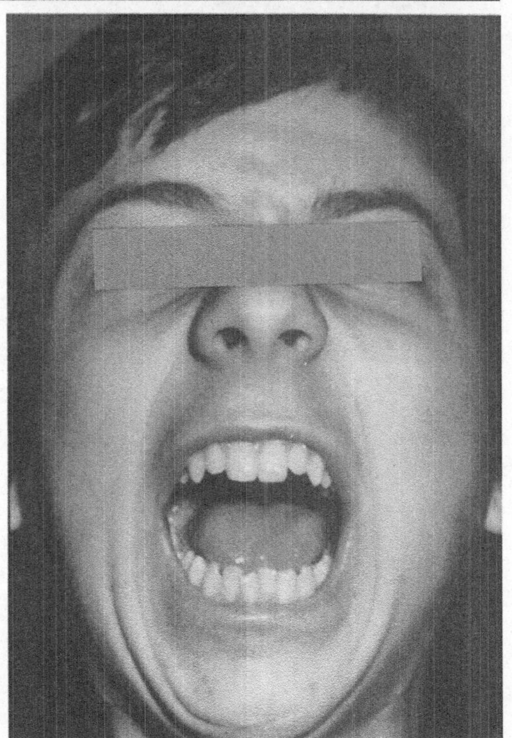

Abb. 78. c Röntgenbild mit den beiden Kondylusprothesen in situ. d Nach 3 Jahren beträgt die maximale Mundöffnung über 30 mm

Fall 7: Ein 11jähriger Junge wird vom Hausarzt wegen eines rasch größer werdenden Tumors im Bereich des linken Kieferwinkels ins Spital eingewiesen. Auf dem Röntgenbild fehlt vom Inzisivenbereich bis zum Gelenkfortsatz die Knochenstruktur fast vollständig, so daß die Zahnwurzeln vom Tumorgewebe umwachsen scheinen (Abb. 79a). Eine Biopsie ergibt den Befund eines spindel- bis polymorphzelligen Sarkoms. Nach Vorbestrahlung sowie chemotherapeutischer Vorbehandlung erfolgt die operative Tumorentfernung unter Hemiresektion der linken Mandibula von einem extraoralen Zugang aus (Abb. 79b). Zur Wiederherstellung wird eine Rekonstruktionsplatte mit Gelenkkopf mit ihrem Ende in der Gelenkpfanne abgestützt und am Kieferstumpf im Kinnbereich bis auf die Gegenseite mit 8 Schrauben fixiert (Abb. 79c). Außer einem in kurzer Zeit abheilenden oberflächlichen Weichteilinfekt ist der postoperative Verlauf komplikationslos. Es stellt sich eine gute Funktion mit ungestörter Okklusion auf der gesunden Seite und einer maximalen Mundöffnung von über 45 mm ohne Seitabweichung ein (Abb. 79d–f). Nach einem rezidivfreien Intervall von 4½ Jahren erfolgt die definitive Unterkieferrekonstruktion durch eine freie mikrovaskuläre osteomuskulokutane Gewebetransplantation. Die Einheilung verläuft ungestört. Es läßt sich eine Wiederherstellung in Form und Funktion erreichen.

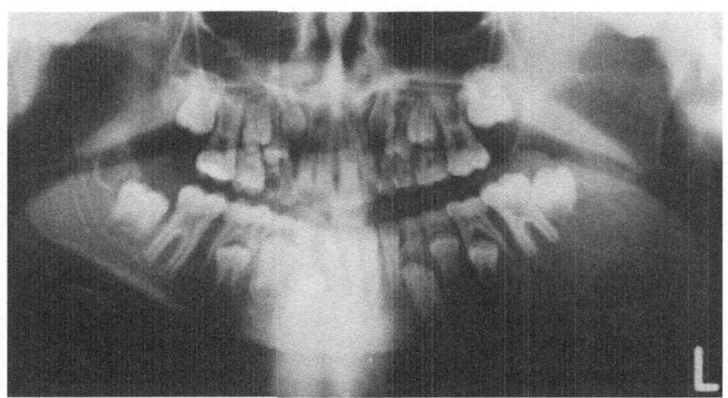

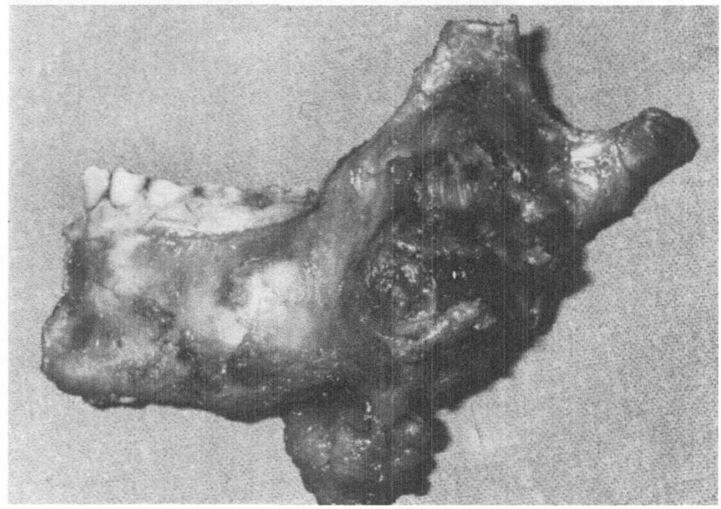

Abb. 79a, b

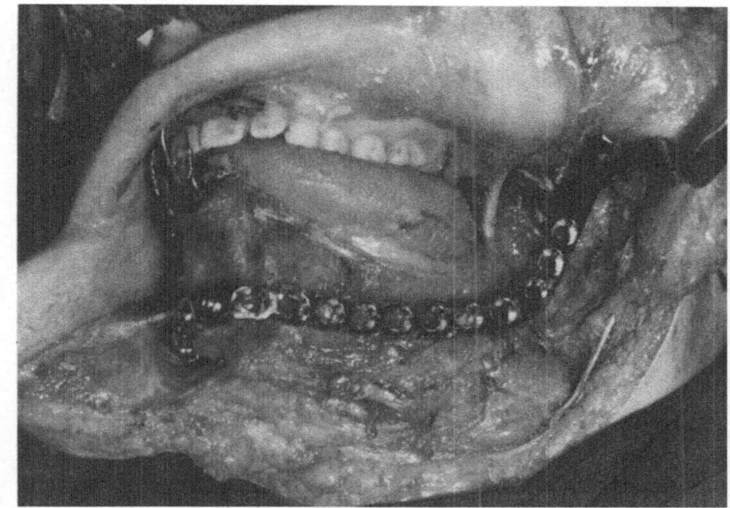

c

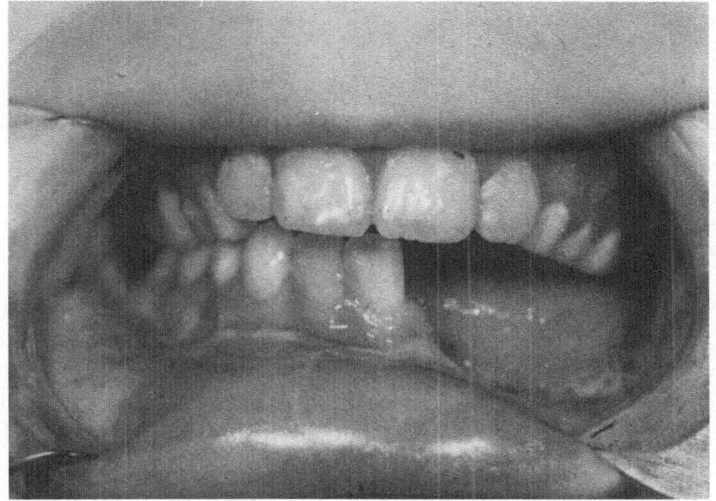

d

Abb. 79 a – f. Fall 7: 11jähriger Patient mit einem spindel- bis polymorphzelligen Sarkom im Bereich des horizontalen und aufsteigenden Unterkieferasts links. **a** Auf dem Röntgenbild reicht der Tumor vom Inzisivenbereich bis in den Gelenk- und Muskelfortsatz links. **b** Das bei der Hemimandibulektomie entfernte Resektat. **c** Nach der Tumorresektion erfolgt die Einstellung des rechtsseitigen Kieferanteils in die richtige Okklusion mit intermaxillärer Fixation, die Rekonstruktion des linksseitigen Unterkiefers mit einer Rekonstruktionsplatte mit Gelenkkopf unter Fixation im Kinnbereich bis zur Gegenseite mit 8 Schrauben. **d, e** 1 Jahr später findet sich ein symmetrischer Unterkiefer mit regelrechter Okklusion der rechten Kieferseite ohne Abweichung bei einer Mundöffnung bis über 40 mm. Haut und Schleimhaut sind trotz Schädigung durch die Bestrahlung auch über der Platte intakt. **f** Röntgenbild der Rekonstruktionsplatte mit Gelenkkopf in situ. Alle Schrauben sind stabil im Knochen verankert ohne Anzeichen für eine Knochenresorption

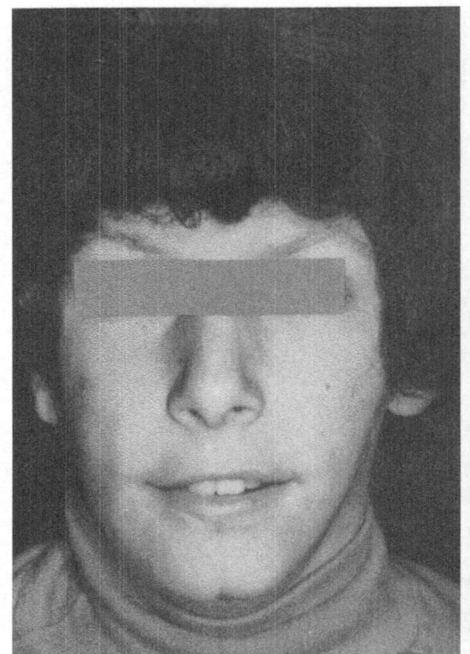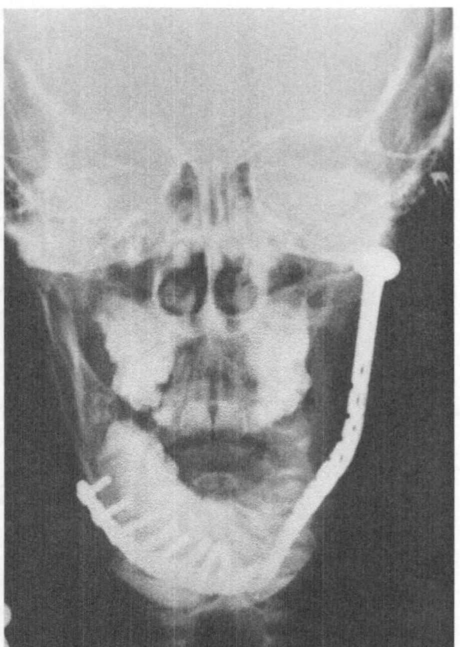

e   f

Abb. 79 e, f (Legende s. S. 97)

Diskussion

Das klinische Problem der Wiederherstellung der Unterkieferfunktion wurde mit dem Ziel der Instandsetzung einer Kontinuität des Unterkieferkörpers in Form, Steifigkeit und Belastbarkeit sowie der Schaffung eines Kiefergelenkersatzes angegangen. Zu diesem Zweck wurden Implantate entwickelt, die aufgrund günstiger Erfahrungen mit der Kompressionsosteosynthese am Unterkiefer gleichzeitig mit der experimentellen Untersuchung auch in der Klinik Anwendung fanden. Die Implantate kamen seit 1975 bei 50 Patienten zum Einsatz. Damit ist die Indikation zur Unterkieferrekonstruktion zahlenmäßig zwar begrenzt, betrifft aber oft schwere Fälle, bei denen die Implantate wertvolle Hilfe leisten. Die vorliegende Untersuchung basiert auf 21 Unterkieferrekonstruktionen, in der ausschließlich seit 1978 in unserer Klinik operierte und nachkontrollierte Fälle Berücksichtigung fanden.

Die Überbrückung eines Unterkieferdefekts mit Plattenfixation erfordert in der Klinik je mindestens 2 Schrauben beidseits [130]. Die Tierversuche wiesen auf die Wichtigkeit einer ausreichenden Stabilisierung hin. Deswegen versuchen wir auch in der Klinik, bei einer Defektüberbrückung in jedem Stumpfende mindestens je 4 Schrauben (bei einer Freiendrekonstruktion mindestens 8 Schrauben) zu verankern. Diese Mindestanforderung an die Verankerung vermindert das Risiko einer Heilungsverzögerung, eines Infekts oder eines Plattenbruchs.

98

Von großer klinischer Bedeutung war die Wahl der richtigen Schraubendimension. Dabei fanden vorerst Schrauben von 4,5 mm, später von 3,5 mm und schließlich solche von 2,7 mm Durchmesser Verwendung. Dies hat seinen Grund in der Lage des Mandibularkanals, der durchschnittlich 8 mm vom Unterkieferrand entfernt verläuft. Eine Schraube braucht zu ihrer ausreichenden Verankerung einen Abstand von ca. 4 mm zum Unterkieferrand. Damit bleibt lediglich noch Platz für eine Schraube von höchstens 3 mm Durchmesser. Hat sie jedoch mehr als 4 mm Durchmesser, tangiert sie mit größter Wahrscheinlichkeit den Nervenkanal.

Die Unterkieferrekonstruktion kann mit primärer oder sekundärer Knochentransplantation erfolgen. Bei wenig geschädigten Weichteilen und gutartigem Leiden wird Knochen primär transplantiert [73 – 78, 91]. Bei malignen Tumoren, hochdosierter Bestrahlung, ausgedehntem Weichteilverlust oder schlechtem Allgemeinzustand erfolgt die Transplantation autologen Knochens sekundär; in vielen Fällen wird überhaupt darauf verzichtet [25, 64, 86, 118, 119, 130]. Dies kann auf die Dauer nur durch funktionsstabile Überbrückung des Knochendefekts erfolgen. Eine derartige Stabilisation mit Rekonstruktionsplatte ermöglicht die frühe Wiederaufnahme der Kaufunktion und verhindert das Abweichen des Unterkiefers bei der Vernarbung [8].

Von entscheidender Wichtigkeit ist die Frage der Implantatdimension. Sie bestimmt einerseits die erreichbare Stabilisierung der Kieferstümpfe mit, andererseits spielt sie eine hemmende Rolle bei der Revaskularisation von Knochentransplantaten.

Die Transplantation von autologem Knochen gilt als bester definitiver Ersatz zur Rekonstruktion eines Unterkiefers [17, 68, 128]. Andererseits erweist sich die Einheilung eines Knochentransplantats in schwierigen Fällen als die risikoreichste Phase einer Unterkieferrekonstruktion. Für die Zeitspanne des Einheilens des Knochentransplantats schafft die funktionsstabile Fixation optimale Voraussetzungen, indem sie das rasche Einsprossen von Gefäßen aus dem Kieferstumpf in das Knochentransplantat erleichtert und dessen Umbau unter funktionellem Reiz ermöglicht. Die klinische Erfahrung beweist, daß die Stabilisation eines Knochentransplantats mit beidseits je einer herkömmlichen Osteosyntheseplatte [130, 134] nicht als funktionsstabil gelten kann. Während bei Fixation einer Fraktur die Möglichkeit besteht, einen kurzen, grazilen Kraftträger zu verwenden, da die Hauptkomponente der Stabilisation auf interfragmentärer Kompression beruht, fällt diese bei Interposition eines Knochenspans während dessen Umbaus fort [115]. Vermutlich ebenfalls aufgrund dieser Umbauvorgänge traten bei Fixation des transplantierten Knochenspans mit Schrauben im 3. Monat nach der Operation eine Schraubenlockerung und in der Folge oft eine Infektion im Transplantatbereich auf [115]. Komplikationen dieser Art lassen sich durch Fixation des Knochenspans durch interfragmentäre Kompression vermeiden. Dazu dienen die in beiden Richtungen aktivierbaren DCP-Löcher. Es empfiehlt sich, Schrauben im Transplantatbereich spätestens nach 3 Monaten zu entfernen. Die Verwendung eines Transplantats aus einem Stück, sei es in Form eines Knochenspans oder komprimierter Spongiosa [17, 79], vermindert das Risiko einer Pseudarthrose im Transplantatgebiet.

Im Zusammenhang mit mehrjähriger Liegedauer von Implantaten stellte sich die Frage, ob entsprechend den Erfahrungen nach Osteosynthese an der unteren Extremität auch am Unterkiefer nachteilige Folgen durch Spongiosierung und Verminderung der Kortikalis im Gebiet der protektiven Wirkung des Kraftträgers auftreten. Die klinischen Erfahrungen auch nach mehrjähriger Liegedauer geben bisher keine Hinweise in dieser Richtung. Bei Überbrückung von Unterkieferdefekten mit Knochentransplantaten jedoch zeigen klinische Erkenntnisse, daß sich der Knochenumbau im Bereich des Knochentransplantats nach Plattenentfernung rascher vollzieht [115, 128, 131].

Falls zu einem späteren Zeitpunkt im bezahnten Bereich ein dentaler Infekt auftritt, kann belassenes Implantatmaterial den behandelnden Zahnarzt vor differentialdiagnostische Schwierigkeiten stellen. Aus diesen Gründen ist eine Entfernbarkeit des Implantatmaterials unseres Erachtens wünschenswert. Eine Plattenentfernung oder ein vorübergehendes Lösen der Platten mit anschließender Neufixation kann sich in folgenden Fällen als notwendig erweisen:

- nach Abheilung einer Trümmer- oder Defektfraktur,
- nach Einheilen eines Knochentransplantats,
- bei sekundärer Knochentransplantation zur Fixation eines Knochenspans durch Einklemmen zwischen die Kieferstümpfe,
- bei Reoperation wegen Komplikationen wie Dekubitusbildung, Infekt,
- bei Reoperation wegen Tumorrezidivs,
- bei präprothetischen Eingriffen zwecks Eingliederung einer Zahnprothese,
- zum Einsetzen von subperiostalen oder enossalen Implantaten zwecks Fixation eines Zahnersatzes (z.B. eines dynamischen Kompressionsimplantats [102, 106, 112, 125, 131]).

Die Biegbarkeit der Platten in alle Richtungen garantiert eine universelle Anwendbarkeit. Für einen intraoralen Zugang beim Einsetzen der Platten eignet sich das für die Osteosynthese nach sagittaler Spaltungsosteotomie entwikkelte Instrumentarium für eine transbukkale Verschraubung [103, 108, 110, 130]. Die offene Verbindung zur Mundhöhle schien, wie im Experiment, so auch in der Klinik nicht mit erhöhtem Infektrisiko behaftet zu sein. Die Ursache für die in unserem Krankengut aufgetretenen Infekte im knöchernen Bereich waren Sequester nach Trümmerfrakturen. Dies spricht dafür, im Gebiet traumatisierter Weichteile kleinere deperiostierte Knochenfragmente zu entfernen.

Die Unterkieferrekonstruktion im Falle bestrahlter Tumoren ist schwierig. Knochentransplantate und Weichteile heilen hier schlecht. Das bestrahlte Gewebe ist durch gesundes zu ersetzen [25, 77, 78, 91, 118, 130]. Die Prinzipien bei funktionsstabiler Defektüberbrückung ändern sich nicht. Immerhin gilt es dennoch, verschiedene operationstechnische Vorsichtsmaßnahmen zu beachten. Schlecht durchblutete, gestielte oder bestrahlte Weichteile müssen wegen der Dekubitusgefahr beim schichtweisen Verschluß völlig spannungsfrei über die Rekonstruktionsplatte zu liegen kommen [130], was erfahrungsgemäß schon beim Anpassen der Platte beachtet werden muß. Dieses Risiko läßt sich durch Unterkonturierung beim Anbiegen der Platte im gefährdeten Bereich vermindern [59]. Die Tendenz zur Überkonturierung einer Platte ist v.a. bei ihrem Anpassen vor der Tumorresektion [130] zu beachten. Es bestände die Möglichkeit, die Platte auf der Lingualseite des Unterkiefers zu applizieren. Zur Fixation der Platte wurde eine kugelkopfförmige Schraubenmutter entwickelt. Die Erfahrung mit dieser Verankerung reicht noch nicht aus. Unter der Voraussetzung stabiler Defektüberbrückung und eines spannungsfreien Wundverschlusses heilten geschädigte Weichteile in der Implantatumgebung ab.

Der Zahnersatz nach ausgedehnter Unterkieferresektion und seine Verankerung stellen ein weitgehend noch ungelöstes Problem dar. Nach Einheilen eines Knochentransplantats besteht die Möglichkeit, mit Hilfe präprothetischer Maßnahmen eine Verbesserung für die Eingliederung einer Zahnprothese zu schaffen [86, 88]. Dieses langwierige Verfahren führt bei bestrahlten Patienten und nach wesentlichem Ersatz von Weichteilgewebe durch Lappenplastiken nicht zum Ziel. Bei solchen Patienten wurde das Einsetzen eines dynamischen Kompressionsimplantats versucht [131]. Voraussetzung dafür stellt ein ohne Resorption eingeheiltes, belastungsfähiges Knochentransplantat dar. Bereits im Spendergebiet kann es auf seine zukünftige Funktion vorbereitet werden. Bei diesem Verfahren des vorbereiteten Knochenspans [1, 13−15, 57] erlaubt das Umschneiden eines Beckenkammtransplantats in einem ersten Schritt ein Einsetzen von Verankerungselementen zur späteren Aufnahme von Implantatpfeilern. In einem weiteren Schritt erfolgt die Transplantation des vorbereiteten Knochenspans, nach dessen Einheilung sich in einem dritten Schritt die Implantatpfeiler in die Verankerungselemente einsetzen lassen. Dieses gut durchdachte Verfahren setzt ebenfalls die Einheilung und Belastungsfähigkeit eines Knochentransplantats voraus.

Die von uns angestrebte Lösung, die bisher lediglich im Tierversuch, noch nicht jedoch in der Klinik Anwendung fand, hat zum Ziel, Implantatpfeiler über Verankerungselemente direkt an der Rekonstruktionsplatte zu fixieren. Der Hauptvorteil besteht in der Möglichkeit einer absolut stabilen Verankerung in den restlichen Kieferstümpfen statt in transplantiertem Knochen. Implantatpfeiler würden sich damit auch ohne oder schon vor einer Knochentransplantation sowie auch bei fehlender Transplantateinheilung einsetzen lassen. Bei gutem Einheilen und nach längerer Belastung eines Knochentransplantats wäre die Möglichkeit gegeben, die Verankerungselemente mit den Implantatpfeilern zu belassen und die Rekonstruktionsplatte zu entfernen. Die Verankerungselemente und Implantatpfeiler sind ebenfalls problemlos entfernbar. Für eine zukünftige Anwendung in der Klinik nach Unterkieferteilresektion scheint uns der sicherste Weg, nach Stabilisation der Kieferstümpfe ein rezidivfreies Intervall abzuwarten. Danach kann die Knochentransplantation erfolgen. Um die Einheilung der Knochentransplantate nicht einer Infektionsgefahr auszusetzen, sollten vorerst lediglich die Verankerungselemente eingeschraubt und erst einige Monate danach die Implantatpfeiler selbst eingesetzt werden.

Zur Frage der Indikation für die Anwendung der Implantate gaben die Resultate in unserem Patientengut interessante Hinweise. Die Indikation für die Anwendung der Rekonstruktionsplatte betraf Trümmer- und Defektfrakturen, Schußverletzungen, Pseudarthrosen und Defekte nach Tumorresektion [109, 111, 113, 115, 127, 128, 131]. Eine spezielle Indikation fand sich für die Anwendung der Kondylusprothese, und zwar bei der Behandlung der Kiefergelenkankylose. Als allgemein anerkannte Therapiemethode gilt dabei die breite Resektion des ankylosierten Gebietes. Die alleinige Resektion einer Kiefergelenkankylose ohne gleichzeitiges Einsetzen eines Interponats birgt die Gefahr eines Rezidivs [35, 39, 46, 80, 87, 94]. Für das eingesetzte Material besteht, falls es sich nicht funktionsstabil fixieren läßt [20, 21, 30, 52, 54, 93, 123], das Risiko einer Luxation. Deswegen bevorzugen wir gegenüber dem lose eingesetzten Silikonblock als Interponat die funktionsstabil fixierbare Kondylusprothese [109, 116, 117, 132]. Die Rekonstruktionsplatte mit Gelenkkopf hat ihren Anwendungsbereich v. a. bei Schußverletzungen und nach Tumorresektion [109, 117]. In der Tumorchirurgie besteht die Tendenz zu weniger verstümmelnden Eingriffen [57], indem statt einer Hemimandibulektomie oft eine Resektion unter Erhaltung des Gelenkfortsatzes genügt. Deswegen stellt sich die Indikation zur Verwendung der Rekonstruktionsplatte mit Gelenkkopf selten, in unserem Krankengut in 2 Fällen. Trotzdem haben sich unseres Erachtens Entwicklung und klinische Anwendung gelohnt, weil damit beim betroffenen Patienten die Morbidität ganz wesentlich gesenkt werden konnte. Die in 3 Fällen entstandenen Infekte konnten nach operativer Revision verschiedenen Ursachen zugeschrieben werden, die nicht mit mangelnder Funktionsstabilität oder Gewebeverträglichkeit im Zusammenhang standen. In 2 Fällen fanden sich kleine Knochensequester nach Überbrückung einer Trümmer- und Defektfraktur, ein anderes Mal ein Infekt im Bereich vorbestrahlter Weichteile nach Rekonstruktion eines wegen Sarkoms hemimandibulektomierten Unterkiefers.

Als weitere Komplikation gab es in unserem Krankengut in einem Fall einen Plattenbruch. Bei der Revision fand sich eine stabile Schraubenverankerung, so daß er eher einer zu starken Verformung der Platte beim Anbiegen zuzuschreiben ist. Im Zusammenhang mit der Plattenentfernung ergaben sich keine Schwierigkeiten.

Im Vergleich zu den in der Literatur erwähnten Ergebnissen zeigten sich keine Komplikationen im Sinne ungenügender Funktionsstabilität [6, 9, 12, 45] mit Implantat- und Schraubenlockerung, Infekt, Knochenresorption und Wanderung des Implantatmaterials. Eine verschiedentlich beschriebene Einschränkung der Revaskularisation von transplantiertem Knochen [12, 33, 44, 45, 56, 122, 127], eine Druckstellenbildung an Haut oder Schleimhaut [52, 135] sowie Probleme im Zusammenhang mit der Implantatentfernung [11, 12, 16, 44, 49, 85, 93] traten nicht auf.

Zur ausreichenden Fixation eines kurzen Kollumstumpfs mit weniger als 4 Schrauben steht eine in Zusammenarbeit mit Herrn F. SUTTER (Synthes Waldenburg) entwickelte, spezielle Spreizkopfschraube in Erprobung, die sich im Doppel-DCP-Loch durch Spreizwirkung dreh- und auslenkstabil zur Rekontruktionsplatte verspannen läßt.

Bei der Versorgung kombinierter Ober- und Unterkieferdefekte bildet neben der funktionellen Unterkieferrekonstruktion die funktionsstabile Fixation des Oberkiefers eine wichtige Voraussetzung zur sofortigen Mobilisation. Der Schlüssel dazu stellt neben dem Craniofixateur externe vor allem die Minirekonstruktionsplatte dar, mit deren Hilfe durch Wiederherstellung von 4 tragenden Oberkieferpfeilern ein belastungsstabiles räumliches Gerüst aufgebaut werden kann.

Schlußfolgerungen

Die *Entwicklung* einer Rekonstruktionsplatte, einer Gelenkprothese und eines Implantatpfeilers, die den Anforderungen bezüglich Belastbarkeit, Funktionsstabilität, universeller Anwendbarkeit, Gewebeverträglichkeit und problemloser Entfernbarkeit genügen, eröffnet Möglichkeiten, die die klinische Anwendung rechtfertigen; die tierexperimentell gewonnenen Erfahrungen führten zu laufenden Verbesserungen an den Implantaten.

Das gewählte *Versuchsmodell* eignet sich zu klinisch orientierten Untersuchungen. Die Zeitspanne bis zum Übertreffen des Operationsgewichts als Maß für die Kaufunktion, die Ausbildung einer Knochenregeneration ohne Unterbruch als Maß für die Stabilität und die Lage des Epithelansatzes am frei in die Mundhöhle ragenden Implantatpfeiler als Maß für die Verträglichkeit bildeten die wichtigsten Kriterien zur Beurteilung der Funktionstüchtigkeit der Unterkieferrekonstruktion. Voraussetzung für dieses Modell ist einerseits die Wahl an Gewicht noch zunehmender Tiere (wobei zwei Drittel der Untersuchungen an ausgewachsenen Tieren erfolgte, ein Drittel an noch wachsenden Tieren vorgenommen wurde), andererseits die Belassung des Periosts bei der Knochenresektion.

Bei ausreichender Verankerung der Rekonstruktionsplatte ließen sich sowohl beim ausgewachsenen als auch beim noch wachsenden Tier Übungs- und Belastungsstabilität, d. h. Funktionsstabilität erzielen. Mit dem Verzicht auf intermaxilläre Fixation und entsprechend dem Ausmaß des Defekts sind die tierexperimentellen Versuchsbedingungen schwierigsten klinischen Verhältnissen gleichzusetzen.

Die Auswertung der experimentellen Untersuchung insgesamt läßt den Schluß zu, daß im Tierversuch durch Rekonstruktion des Unterkieferkörpers in Form, Steifigkeit und Belastbarkeit, durch Ersatz des Kiefergelenkköpfchens und durch die Verankerungsmöglichkeit eines Zahnersatzes die Unterkieferfunktion mit Hilfe der entwickelten Implantate wiederherzustellen ist und daß die Implantate eine ausreichende Gewebeverträglichkeit aufweisen. Die Ergebnisse der vergleichenden Untersuchung mittels Unterteilung in Gruppen geben Auskunft über die Mindestzahl erforderlicher Schrauben, die Art einer Pfeilerverankerung zur Befestigung eines Zahnersatzes, verschiedene operationstechnische Fragen und einen Langzeitversuch. Die gute Verformbarkeit der Implantate gewährleistet eine *universelle Anwendbarkeit,* wobei der bei einem Patienten aufgetretene Plattenbruch auf die Wichtigkeit einer materialschonenden Verformung und des Abwartens weiterer Langzeitergebnisse hinweist.

Experimentell und klinisch ließ sich während der Beobachtungsdauer eine gute *Funktion des Gelenkersatzes* ohne nachteilige Auswirkungen auf das Gelenk der Gegenseite feststellen, wobei auch hier erst Langzeitergebnisse ausschlaggebend sein werden. Noch keine Indikation stellte sich für die klinische Anwendung der Implantatpfeiler, so daß vorläufig keine weiteren Schlußfolgerungen möglich sind.

Von *Bedeutung für die klinische Anwendung* waren die tierexperimentellen Untersuchungen in bezug auf Entwicklung und Verbesserung der Implantate und des Instrumentariums, deren Handhabung sowie die Verfeinerung der Operationstechnik. Die Klinik bestätigte die experimentell gewonnene Erkenntnis, daß der kombinierte intra-/extraorale gegenüber dem rein extraoralen Zugang kein erhöhtes Infektionsrisiko mit sich bringt.

Die klinische Anwendung erfolgte bei nachgenannten *Indikationen:* Trümmer- und Defektfrakturen, Pseudarthrosen, Schußverletzungen, Defekte nach Tumorresektion, Kiefergelenkankylosen. Außer bei Kiefergelenkankylosen stellten wir in allen Fällen mit Knochendefekt die Indikation für eine primäre oder sekundäre Osteoplastik, worin sich die Wichtigkeit der experimentell bestätigten problemlosen Entfernbarkeit des Implantatmaterials ausdrückt.

Von ausschlaggebender Wichtigkeit erwies sich bei der Defektüberbrückung unter schlecht durchbluteten oder bestrahlten Weichteilen das Ausmaß der *Unterkonturierung der Implantate.* Schlecht durchblutetes Weichteilgewebe heilte, stabile Verhältnisse vorausgesetzt, auch im Implantatbereich aus, während deperiostierter Knochen sowohl experimentell als auch klinisch das Infektionsrisiko erhöhte.

Bei einem *Vergleich mit vorbestehender Erfahrung* läßt sich feststellen, daß wesentliche Forderungen der Knochenchirurgie hinsichtlich Funktionsstabilität, universeller Verwendbarkeit, Anwendung mit oder ohne Knochentransplantation sowie problemloser Entfernbarkeit erfüllt sind und damit die Morbidität nach Knochendefekt am Unterkiefer gesenkt werden kann.

Danksagung

Bei der Entwicklung der vorliegenden Arbeit war eine ganze Reihe von Personen mitbeteiligt.

Erste Erfahrungen in der Problematik der Anwendung entwickelter Implantate konnte ich dank der Unterstützung meines früheren Chefs in Basel, Herrn Prof. Dr. Dr. B. Spiessl, Leiter der Klinik für Plastische und Wiederherstellende Chirurgie am Chirurgischen Departement in Basel (Direktor: Prof. Dr. M. ALLGÖWER), sammeln. Den Fortgang der Arbeit förderte mit wertvollen Anregungen und großer Anteilnahme mein späterer Chef, Herr Prof. Dr. H. M. TSCHOPP, Leiter der Abteilung für Plastische und Wiederherstellungschirurgie an der Klinik für Viszeralchirurgie in Bern (Direktor: Prof. Dr. R. BERCHTOLD).

Die Entwicklung der Implantate und des Instrumentariums erfolgte in enger Zusammenarbeit mit dem Hersteller, Herrn Dr. R. MATHYS, Bettlach, und seinem Mitarbeiter, Herrn COTTING. Beide Herren gingen nicht nur mit größtem Einfühlungsvermögen auf alle Vorschläge ein, sondern halfen dank ihrer großen Erfahrung auch bei der Lösung so manchen Problems.

Die histologische Aufbereitung der Präparate geschah unter Anleitung von Herrn Professor Dr. R. SCHENK, dem Leiter des Labors für Knochenhistologie des Anatomischen Instituts in Bern (Direktor: Prof. Dr. E. WEIBEL).

Die Operation der Tiere erfolgte auf der Experimentalchirurgischen Station (Leiter: Dr. W. SCHILT), die postoperative Betreuung im Tierspital an der Klinik für Nutztiere und Pferde (Direktor: Prof. Dr. H. GERBER).

Für die Beratung bei der statistischen Auswertung gebührt mein Dank Herrn Professor Dr. H. RIEDWYL, Leiter des Instituts für mathematische Statistik.

Ganz besonders danken möchte ich Herrn Prof. Dr. S. M. PERREN, Leiter des Schweizerischen Forschungsinstituts für experimentelle Chirurgie in Davos und Bern, für seine hilfreichen Anregungen bei der Überarbeitung des Manuskripts.

Meiner Frau verdanke ich neben der Assistenz bei den Operationen und der Zusammenstellung des Literaturverzeichnisses die Operations- und Sektionsfotos, während die Abbildungen der Implantate von Herrn E. HUND und Frau M. KRETZ stammen.

Literatur

1. Albrektsson T, Branemark PI, Eriksson A, Lindstroem J (1978) The preformed autologous bone graft. An experimental study in rabbits. Scand J Plast Reconstr Surg 12:215
2. Allgöwer M, Perren S, Matter P (1970) A new plate for internal fixation — The Dynamic Compression Plate (DCP). Injury 2:40
3. Allgöwer M, Kinzl L, Matter P, Perren S, Rüdi T (1973) Die Dynamische Kompressionsplatte DCP. Springer, Berlin Heidelberg New York
4. Anastassov K, Popov K (1975) Régénération complète du corps de la branche montante et du condyle de la mandibule chez un enfant après désarticulation. Rev Odontostomatol (Paris) 4:43
5. Anderson R (1958) Prosthetic replacement of the hemisected mandible. Cleve Clin Q 25:18
6. Austermann KH, Becker R, Bruning K, Machtens E (1977) Titanium implants as a temporary replacement of mandible. A report of 30 cases. J Maxillofac Surg 5:167
7. Becker R, Machtens E (1972) Temporärer Ersatz des Unterkiefers. 1. Kongreß der Europäischen Gesellschaft für Kiefer- und Gesichtschirurgie. 28. Sept. – 1. Okt. 1972, Ljubliana
8. Bergenfeldt E (1929) Prothesenbehandelter Fall nach halbseitiger Unterkieferexartikulation wegen Adamantinom, nebst einer kurzen Übersicht über die Behandlungsmethoden für Ersatz von Unterkieferdefekten. Acta Chir Scand 64:473
9. Bowerman JE (1974) A review of reconstruction of the mandible. Proc R Soc Med 67:610
10. Bowerman JE, Conroy B (1969) An universal kit in titanium for immediate replacement of the resected mandible. Br J Oral Surg 6:223
11. Boyne PJ (1969) Restoration of osseous defects in maxillofacial casualties. J Am Dent Assoc 78:767
12. Boyne PJ, Zarem H (1976) Osseous reconstruction of the resected mandible. Am J Surg 132:49
13. Branemark PI, Breine U, Hallen O, Hanson B, Lindstroem J (1970) Repair of defects in mandible. Scand J Plast Reconstr Surg 4:100
14. Branemark PI, Lindström J, Hallen O, Breine U, Jeppson PH, Öhman A (1975) Reconstrution of the defective mandible. Scand J Plast Reconstr Surg 9:116
15. Breine U, Branemark PI (1980) Reconstruction of alveolar jaw bone. An experimental and clinical study of ediate and preformed bone grafts in combination with osseointegrated implants. Scand J Plast Reconstr Surg 14:23
16. Brown KE (1971) Supportive metallic implant for autogenous mandibular graft. J Prosthet Dent 26:205
17. Burri C, Wolter D (1977) Das komprimierte autologe Spongiosatransplantat. Unfallheilkunde 80:169
18. Casson PR, Eitches A, Hayes CW (1972) Reconstruction of the mandible by iliac bone grafting. International symposium on plastic and reconstructive surgery of the face and neck. Aesthetic Plast Surg 1:220
19. Casterman A, Garsse A van, Vanwijck R (1977) Primary reconstruction of the mandible after resection for oral cancer. Acta Chir Belg 76:205
20. Castigliano SG, Gross PP (1951) Immediate prosthesis following radical resection in advanced primary malignant neoplasm of the mandible. J Oral Surg 9:31
21. Catania VC, Cislaghi E, Bandettini MV (1970) Immediate replacement with metal prosthesis of hemimandible removed for neoplasia. Minerva Stomatol 19:433

22. Cernea P, Crepy C, Benoist M (1966) Reconstruction mandibulaire immédiate après résection. Mém Acad Chir 92:66
23. Cole PP (1918) Ununited fractures of the mandible; their incidence, causation, and treatment. Br J Surg 6:57
24. Conley JJ (1951) The use of vitallium prostheses and implants in the reconstruction of the mandibular arch. Plast Reconstr Surg 8:150
25. Conley JJ (1953) A technique of immediate bone grafting in the treatment of benign and malignant tumors of the mandible and a review of seventeen consecutive cases. Cancer 6:568
26. Conley JJ (1956) Management of tumors of the inferior alveolar process and mandible with special emphasis on immediate bone grafting. J Oral Surg 14:325
27. Conley JJ, Pack GT (1949) Surgical treatment of malignant tumors of the inferior alveolus and mandible. Arch Otolaryngol 50:513
28. Converse JM, Campbell RM (1950) Experiences with a bone bank in plastic surgery. Plast Reconstr Surg 5:258
29. Converse JM, Shapiro HH (1954) Bone grafting in malformations of the jaws. Am J Surg 88:858
30. Cook HP (1968) Immediate reconstruction of the mandible by metallic implant following resection for neoplasm. Ann R Coll Surg Engl 42:233
31. Danis R (1949) Théorie et pratique de l'ostéosynthèse. Paris, Masson
32. Deaderick WH (1823) Case of removal of a portion of the lower maxillary bone. Am Med Rec 6:516
33. Dechamplain RQ (1973) Mandibular reconstruction. J Oral Surg 31:448
34. Duker J, Haerle F, Niederdellmann H (1976) Beckenspantransplantat im Unterkiefer unter belastungsstabilen Verhältnissen im Tierexperiment. Fortschr Kiefer Gesichtschir 20:21
35. Estabrooks LN, Murnane TW, Doku HC (1972) The role of condylotomy with interpositional silicone rubber in temporo-mandibular joint ankylosis. Oral Surg 34:2
36. Flinchbaugh RW (1958) Prostodontic aspects of an implant for hemimandible. J Prosthet Dent 8:1039
37. Fordyce GL (1971) A new method for the reconstruction of the body of the mandible following resection for recurrent adamantinoma. Br J Oral Surg 8:237
38. Francksen U (1958) Periostale Regeneration des Unterkiefers nach halbseitiger Exartikulation. Fortschr Kiefer Gesichtschir 4:337
39. Freedman GL, Gordon RL (1968) Unilateral bony ankylosis of the temporo-mandibular joint: report of case. J Oral Surg 26:807
40. Freeman BS (1948) The use of vitallium plates to maintain function following resection of the mandible. Plast Reconstr Surg 3:73
41. Gaisford JC, Hanna DC, Gutman D (1961) Management of the mandibular fragments following resection. Plast Reconstr Surg 28:192
42. Gaskins JA Jr, Ertugrul G, Rush BF Jr (1969) Tolerance to stainless steel prostheses in patients after postradiation hemimandibulectomy. Am J Surg 117:375
43. Gräfe CF von (1821) Herausnahme der halben Unterkinnlade mit ihrem Gelenkkopfe und die dazu notwendige Unterbindung der Carotis an der linken Seite des Halses am Kehlkopfe. Allg Med Ann (Leipzig) 1143
44. Hahn GW (1964) Vitallium mesh mandibular prosthesis. J Prosthet Dent 14:777
45. Hahn GW, Corgill DA (1969) Chrome cobalt mesh mandibular prosthesis. J Oral Surg 27:5
46. Hartwell SW Jr, Hall MD (1974) Mandibular condylectomy with silicone rubber replacement. Plast Reconstr Surg 53:440
47. Hauenstein H, Steinhäuser EW (1977) Erfahrungen mit dem Titan-Gitter als temporäres Fremdimplantat zur Wiederherstellung bei Unterkieferdefekten. Dtsch Zahnarztl Z 32:523
48. Haunfelder D (1962) Über die Regeneration des Unterkiefers nach subperiostaler Resektion und Exartikulation. Chirurg 33:62
49. Heidsieck C (1961) Entfernung gutartiger Kiefertumoren und osteoplastische Defektdeckung bei enoralem Vorgehen. Fortschr Kiefer Gesichtschir 7:198

50. Heidsieck C (1978) Fixation of the edentulous residual portion of the mandible in cases of hemimandibulectomy. J Maxillofac Surg 6:21
51. Kazanjian VH (1946) Spontaneous regeneration of bone following excision of section of the mandible. Am J Orthod 32:242
52. Kleitsch WP (1951) Vitallium reconstruction of a hemimandible and temporo-mandibular joint. Plast Reconstr Surg 7:244
53. Krompecher G (1937) Die Knochenbildung. Fischer, Jena
54. Lane SL, Hoffman B, Lane JV (1958) Vitallium implant for transsected portion of the mandible. Am J Surg 96:768
55. Lathouwer C de, Lernick PL, Mayer R, Mendes P (1974) Deux cas de sarcome ostéogénique de la mandibule. Intérêt de la reconstruction immédiate. Acta Chir Belg 73:49
56. Lewis JD (1971) Prothèse grillagées en vitallium dans la reconstruction de la mandibule. Rev Stomatol Chir Maxillofac 72:290
57. Lindström J, Branemark IP, Albrektsson T (1981) Mandibular reconstruction using the preformed autologous bone graft. Scand J Plast Reconstr Surg 15:29
58. Luhr HG (1976) Ein Plattensystem zur Unterkieferrekonstruktion einschließlich des Gelenkersatzes. Dtsch Zahnarztl Z 31:747
59. Luhr HG (1978) Der freie Unterkieferersatz − Berücksichtigung des Transplantatlagers bei der Rekonstruktion. Fortschr Kiefer Gesichtschir 23:48
60. Mac Dougall JA (1965) Management of surgical mandibular defects. Am J Surg 110:562
61. Manchester WM (1972) Some technical improvements in the reconstruction of the mandible and temporo-mandibular joint. Plast Reconstr Surg 50:249
62. Masson JK (1965) A variation of Kirschner wire prosthesis for reconstruction of mandible after partial mandibular resection for intraoral malignancy. Plast Reconstr Surg 35:457
63. Mc Quarrie DG (1968) Reconstruction of the mandible with a simple prosthesis at the time of radical surgery for oral carcinoma. Report of thirteen cases. Lancet 88:282
64. Millard DR Jr (1964) A new approach to immediate mandibular repair. Ann Surg 160:306
65. Millard DR Jr, Deane M, Garst WP (1971) Bending an iliac bone graft for anterior mandibular arch repair. Plast Reconstr Surg 48:600
66. Mladick RA, Horton CE, Adamson JE, Carraway J (1972) A simple technique for securing a K-wire to the mandible. Plast Reconstr Surg 49:228
67. Momma WG (1977) Erste Ergebnisse mit einem alloplastischen Kiefergelenkersatz einschließlich Pfanne. Dtsch Zahnarztl Z 32:326
68. Mowlem R (1944) Cancellous chip bone-grafts. Report on 75 cases. Lancet 2:746
69. Müller ME, Allgöwer M, Willenegger H (1963) Technik der operativen Frakturenbehandlung. Springer, Berlin Göttingen Heidelberg
70. Müller ME, Allgöwer M, Willenegger H (1969) Manual der Osteosynthese. Springer, Berlin Heidelberg New York
71. Müller ME, Allgöwer M, Schneider R, Willenegger H (1977) Manual der Osteosynthese, 2. Aufl. Springer, Berlin Heidelberg New York
72. Nasteff D (1958) Intraorale Kieferresektion. Zahnaerztliche Praxis 9:18
73. Obwegeser H (1960) Aktives chirurgisches Vorgehen bei der Osteomyelitis mandibulae. Oesterr Z Stomatol 57:216
74. Obwegeser H (1963) Probleme und Möglichkeiten der Unterkieferresektion und gleichzeitigen Rekonstruktion auf dem oralen Operationswege. Schweiz Monatsschr Zahnheilkd 73:830
75. Obwegeser H (1965) Erfahrungen der einzeitigen Unterkieferresektion und -rekonstruktion auf dem oralen Operationswege. Oesterr Z Stomatol 62:261
76. Obwegeser HL (1966) Simultaneous resection and reconstruction of parts of the mandible via the intraoral route in patients with and without gross infections. Oral Surg 21:693
77. Obwegeser HL (1968) Primary repair of the mandible by the intraoral route after partial resection in cases with and without pre-operative infection. Br J Plast Surg 21:282
78. Obwegeser HL, Sailer HF (1978) Experiences with intraoral partial resection and simultaneous reconstruction in cases of mandibular osteomyelitis. J Macillofac Surg 6:34

79. Osborn JF, Spiessl B (1980) Herstellung und Eigenschaften druckgeformter Spongiosatransplantate. Dtsch Zahnarztl Z 35:1924
80. Parmer DE, Pederson GW (1972) Arthroplasty for bilateral temporo-mandibular joint ankylosis: report of case. J Oral Surg 30:816
81. Perren S, Huggler M, Russenberger M et al. (1969a) The reaction of cortical bone to compression. Acta Orthop Scand [Suppl] 125:17
82. Perren SM, Hutzschenreuter P, Steinemann S, Geret V, Klebel M (1969b) Some effects of rigidity of internal fixation on the healing pattern of osteotomies. Injury 1:77
83. Pickerill HP (1918) Methods of control of fragments in gunshot wounds of the jaws. Lancet 2:313
84. Rahn BA (1976) Die polychrome Sequenzmarkierung. Habilitationsschrift, Universität Freiburg/Br
85. Raveh J, Stich H, Sutter F, Schachwalder P (1981) Neue Rekonstruktionsmöglichkeiten bei Unterkieferdefekten nach Tumorresektion. Schweiz Mschr Zahnheilkd 91:899
86. Rehrmann A (1956) Autoplastic reconstruction; technic for avoiding facial nerve and vascular injuries. Plast Reconstr Surg 17:452
87. Rehrmann A (1967) Eine Methode zur operativen Beseitigung der doppelseitigen Ankylose der Kiefergelenke durch breite Knochenresektion, temporäre Implantation von Palavitkörpern und autogene Knochentransplantation. Fortschr Kiefer Gesichtschir 12:64
88. Rehrmann A (1978) Das freie Knochentransplantat zum Unterkieferersatz unter besonderer Berücksichtigung der Kinnrekonstruktion. Fortschr Kiefer Gesichtschir 23:39
89. Reuther JF (1977) Druckplattenosteosynthese und freie Knochentransplantation zur Unterkieferrekonstruktion. Experimentelle und klinische Untersuchungen. Habilitationsschrift, Universität Mainz
90. Reuther JF, Hausamen JE (1977) System zur alloplastischen Überbrückung von Unterkieferdefekten. Dtsch Zahnarztl Z 32:334
91. Sailer HF (1976) Ergebnisse der gleichzeitigen Resektion und Rekonstruktion des Unterkiefers auf oralem Weg. Fortschr Kiefer Gesichtschir 20:45
92. Sako K, Marchetta FC (1962) The use of metal prostheses following anterior mandibulectomy and neck dissection for carcinoma of the oral cavity. Am J Surg 104:715
93. Salyer KE, Newsom HT, Holmes R, Hahn G (1977) Mandibular reconstruction. Am J Surg 134:461
94. Sanders B, Brady FA, Adams D (1977) Silastic cap temporo-mandibular joint prosthesis. J Oral Surg 35:933
95. Schenk RK (1965) Zur histologischen Verarbeitung von unentkalkten Knochen. Acta Anat (Basel) 60:3
96. Schenk BK, Willenegger H (1963) Zum histologischen Bild der sogenannten Primärheilung der Knochenkompakta nach experimentellen Osteotomien am Hund. Experienta 19:593
97. Schenk RK, Willenegger H (1964) Histologie der primären Knochenheilung. Langenbecks Arch Chir 308:440
98. Schenk RK, Willenegger H (1967) Morphological findings in primary fracture healing. Symp Biol Hung 7:75
99. Schmelzle R, Schwenzer N (1976) Ein neuer Plattentyp zur Defektüberbrückung nach Unterkieferresektion (Tübinger Unterkieferresektions-Platte). Dtsch Zahnarztl Z 31:819
100. Schmoker R (1973) Exzentrisch dynamische Kompressionsplatte sowie Kompressionszuggurtungsschiene, Kompressionszuggurtungsplatte und Repositionskompressionszange. Eine neue Technik der funktionsstabilen Unterkieferosteosynthese mit Kompression auf der Zugseite, Dissertation, Universität Basel
101. Schmoker R (1975a) Experimentelle Untersuchungen zur Stabilität und intraoperativen Kompression bei der Osteosynthese von Unterkieferfrakturen. AO-Bulletin
102. Schmoker R (1975b) Experimentelle Untersuchungen zur Stabilität des funktionsstabilen Gerüstimplantates. Schweiz Monatsschr Zahnheilkd 85:154
103. Schmoker R (1975c) Zur Operationsplanung bei Progenie und Retrogeniefällen. Schweiz Monatsschr Zahnheilkd 85:598
104. Schmoker R (1976a) The Eccentric Dynamic Compression Plate. An experimental study as to it's contribution to the functionally stable internal fixation of fractures of the lower

jaw. AO-Bulletin. Official Pulication of the Swiss Association for the Study of Internal Fixation (ASIF)

105. Schmoker R (1976b) Experimental studies on the effect of rigidity using an Eccentric Dynamic Compression Plate (EDCP). In: Spiessl B (ed) New concepts in maxillofacial bone surgery. Springer, Berlin Heidelberg New York, p 41

106. Schmoker R (1976c) Experimental studies on the stability of the Dynamic Compression Implant. In: Spiessl B (ed) New concepts in maxillofacial bone surgery. Springer, Berlin Heidelberg New York, p 144

107. Schmoker R (1976d) Internal fixation of mandibular fractures using an Eccentric Dynamic Compression Plate (ECDP). In: Spiessl B (ed) New concepts in maxillofacial bone surgery. Springer, Berlin Heidelberg New York, p 53

108. Schmoker R (1976e) Preoperative planning of sagittal split osteotomy of the ascending mandibular ramus (simulography). In: Spiessl B (ed) New concepts in maxillofacial bone surgery. Springer, Berlin Heidelberg New York, p 98

109. Schmoker R (1983) Rigid internal fixation of compound fractures of the mandible using a specially designed reconstruction plate. First International Symposium on Maxillofacial Trauma, Nov. 13–15, 1981, Detroit. In: Jacobs JR (ed) Maxillofacial trauma: an international perspective. Praeger, New York, p 187

110. Schmoker R, Tschopp HM (1979a) Präoperative Planung der sagittalen Spaltungsosteotomie mittels Simulographie. Dtsch Z Mund Kiefer Gesichtschir 3:37

111. Schmoker R, Tschopp HM (1979b) Prinzipien zur Versorgung von Gesichtsfrakturen. Helv Chir Acta 46:39

112. Schmoker R, Cornioley D, Huser W, Spiessl B, Graf H (1976a) Experimental studies of the load-bearing properties of implanted prostheses. In: Spiessl B (ed) New concepts in maxillofacial bone surgery. Springer, Berlin Heidelberg New York, p 141

113. Schmoker R, Spiessl B, Mathys R (1976b) A total mandibular plate to bridge large defects of the mandible. In: Spiessl B (ed) New concepts in maxillofacial bone surgery. Springer, Berlin Heidelberg New York, p 156

114. Schmoker R, Eulenberger J, Spiessl B, Mathys R (1977a) Entwicklung und tierexperimentelle Untersuchung einer Kieferköpfchenprothese. Dtsch Z Mund Kiefer Gesichtschir 1:86

115. Schmoker R, Spiessl B, Mathys R (1977b) Eine Rekonstruktionsplatte zur Überbrückung größerer Knochendefekte im Unterkiefer. Aktuel Traumatol 7:199

116. Schmoker R, Tschopp HM, Allmen G von (1979) Korrekturoperationen bei Spätfolgen nach Gesichtsschädelfrakturen. Gemeinsame Tagung der Schweizerischen und Österreichischen Gesellschaft für Plastische und Wiederherstellungschirurgie. 12.–15. 9. 1979, Luzern

117. Schmoker R, Allmen G von, Tschopp HM (1981) Der künstliche Ersatz des Kiefergelenks. Schweiz Monatsschr Zahnheilkd 91:222

118. Schröder F (1967) Spätplastik und Sofortplastik nach Unterkieferresektion. Dtsch Zahn Mund Kieferheilkd 48:1

119. Schröder F (1979) Kinnrekonstruktion nach Tumorresektion. Fortschr Kiefer Gesichtschir 24:98

120. Schröder A, Pohler O, Sutter F (1976) Gewebsreaktion auf ein Titan-Hohlzylinderimplantat mit Titan-Spritzschichtoberfläche. Schweiz Monatsschr Zahnheilkd 86:713

121. Schröder A, Zypen E van der, Stich H, Sutter F (1981) The reactions of bone, connective tissue and epithelium to endosteal implants with titanium sprayed surfaces. J Maxillofac Surg 9:15

122. Seymour RL, Bray TE, Irby WB (1977) Replacement of condylar process. J Oral Surg 35:405

123. Silver CM, Motamed M, Carlotti AE Jr (1977) Arthroplasty of the temporo-mandibular joint with use of a vitallium condyle prosthesis: report of three cases. J Oral Surg 35:909

124. Skaloud F (1953) Die Überbrückung von Unterkieferdefekten und Fixation von Bruchstücken durch Metallnagelung bei Mandibularresektionen. Dtsch Zahn Mund Kieferheilkd 19:36

125. Spiessl B (1974) Die funktionsstabile Implantatprothese. Theoretische und praktische Grundlagen. Schweiz Monatsschr Zahnheilkd 84:726

126. Spiessl B (1976) Erste Erfahrungen mit einer Kiefergelenksprothese. Fortschr Kiefer Gesichtschir 21:119
127. Spiessl B (1978) Die Unterkiefer-Resektionsplatte der AO. Ihre Anwendung bei Unterkieferdefekten in der Tumorchirurgie. Unfallheilkund 81:389
128. Spiessl B (1981) A new method of anatomical reconstruction of extensive defects of the mandible with autogenous cancellous bone. J Maxillofac Surg 8:78
129. Spiessl B, Schroll K (1972) Gesichtsschädel, Bd I/1. In: Nigst H (Hrsg) Spezielle Frakturen- und Luxationslehre. Thieme, Stuttgart
130. Spiessl B, Tschopp HM (1974) Chirurgie der Kiefer. In: Naumann H (Hrsg) Kopf- und Hals-Chirurgie, Bd 2/2: Gesicht und Gesichtsschädel. Thieme, Stuttgart, p 683
131. Spiessl B, Prein J, Schmoker R (1976a) Anatomical reconstruction and functional rehabilitation of mandibular defects after ablative surgery. In: Spiessl B (ed) New concepts in maxillofacial bone surgery. Springer, Berlin Heidelberg New York, p 160
132. Spiessl B, Schmoker R, Mathys R (1976b) Treatment of ankylosis by a condylar prosthesis of the mandible. In: Spiessl B (ed) New concepts in maxillofacial bone surgery. Springer, Berlin Heidelberg New York, p 83
133. Steinhäuser E (1968) Unterkieferrekonstruktion durch intraorale Knochentransplantate, deren Einheilung und Beeinflussung durch die funktions- und tierexperimentelle Studie (Teil I, II). Schweiz Monatsschr Zahnheilkd 78:213
134. Stellmach R (1978) Die Fixierung des Spans bei der freien Knochentransplantation. Fortschr Kiefer Gesichtschir 23:58
135. Tarnai K (1954) Operative Metallallenthese-Implantation in einer Sitzung zum Ersatz des fehlenden Unterkieferkörpers. Dtsch Zahn Mund Kieferheilkd 19:288
136. Upadhyaya P, Dhawan IK, Sidhu S (1965) Replacement of the jaw following excisional surgery for malignant disease of the mandible. Indian J Cancer 2:48
137. Willenegger H, Schenk R (1963) Zum histologischen Bild der sogenannten Primärheilung der Knochenkompakta nach experimentellen Osteotomien am Hund. Experientia 19:593
138. Wilson JSP, Towers JF (1974) Mandibular reconstruction. Proc R Soc Med 67:603
139. Winter L, Lifton JC, McQuillan AS (1945) Embedment of a vitallium mandibular prosthesis as an integral part of the operation for removal of an adamantinoma. Am J Surg 69:318
140. Yoel J (1966) Mandibular reconstruction: methods and results. Int Surg 45:184

Sachverzeichnis

Seitenzahlen in *Kursivdruck* weisen auf eine wichtige, ausführliche Darstellung des Begriffs hin.

117